精神科看護
THE JAPANESE JOURNAL OF PSYCHIATRIC NURSING

2013.8 CONTENTS
vol.40 通巻251号

特集

東日本大震災を振り返る
――震災の経験から学ぶ「備え」

特集① 東日本大震災を振り返る――震災の経験から学ぶ「備え」

004 【特集インタビュー】
震災後の，めまぐるしい日々の中で
米倉一磨

010 新たなスタートを切る
震災発生からの歩みを振り返って
渡辺ムツ子

015 震災の経験を振り返り，今後の「備え」を考える
スタッフへの聞き取りを通して
小成祐介

020 被災地から患者さんを受け入れて
渡辺勝次

特集② 第38回日本精神科看護学術集会 基調講演

024 精神科看護の本質と社会的意義（前半）
末安民生

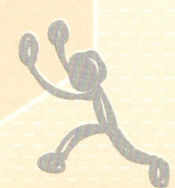

特別記事
031 視察報告：カリフォルニア州サンフランシスコ市におけるNPの活動
第1回　グライドクリニック
内野小百合　松下年子

実践レポート
038 地域活動支援センターにおける
心理教育的アプローチを用いた睡眠健康教育の試み
藤代知美　藤森由子

連載
058 「精神科医療を変える」と青二才は言った④
田邉友也

061 看護場面の再構成による臨床指導⑥
宮本真巳

068 土屋徹のjourney＆journal㉙
土屋 徹

070 坂田三允の漂いエッセイ(89)
坂田三允

072 本との話◆『心病む母が遺してくれたもの—精神科医の回復への道のり』
長澤清隆

074 “いい”かげんな看護⑥
中村大祐

046 NEXT VISION
◆第44回日本看護学会-精神看護-学術集会
小川惠子

I 形なきものとの対話㊶
竹中星郎

II 写真館(137)◆難波一正さん
大西暢夫

049 熊本県菊池郡／社会医療法人芳和会 菊陽病院
編集部

009◆まさぴょんの精神科看護日常茶飯事
048◆学びの広場
067◆書籍紹介
079◆次号予告・編集後記

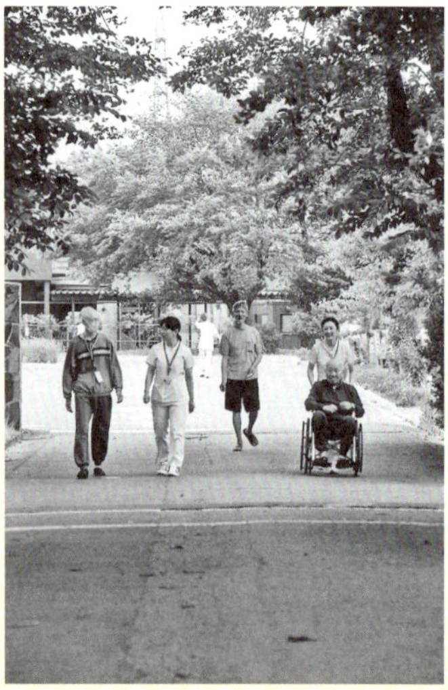

特集

東日本大震災を振り返る

——震災の経験から学ぶ「備え」

- ■【特集インタビュー】震災後の，めまぐるしい日々の中で■
- ■ 新たなスタートを切る ■
- ■ 震災の経験を振り返り，今後の「備え」を考える ■
- ■ 被災地から患者さんを受け入れて ■

特集にあたって

◉編集部◉

　2011年3月11日に発生した東日本大震災。沿岸部に甚大なる被害をもたらした津波，またその後に発生した福島第一原子力発電所事故など，震災後にしばしば用いられた言葉が示すように，このたびの震災はまさに「想定外」のものであったといえます。

　復興に向けた確かな歩みが進められるもののいまだその途上にある現況において，震災発生当時を振り返り，今後の「災害への備え」についてご提言いただくことは，もしかすると時期尚早であるのかもしれません。しかし地震大国と呼ばれ，今後も同様の震災が起こることが懸念されるわが国にあっては，そのご経験から学ぶべきことが多いことも事実であるように思われます。

　そこで今号では，東北で実際に震災をご経験された方々，また被災地から避難する患者さんを受け入れた病院に，震災発生直後とその後の経過を振り返っていただきながら，そのとき何が必要だったのか，今後どのような「備え」が必要となるのかについて述べていただきました。また「備え」とは物品に限るものではなく，想像を絶するような災害を経験することで生じるメンタル面での変化に対する心構えもそこに含まれるとの考えから，震災からこれまでの思いの移り変わり，そして復興に向けた新たな試みについても語っていただいています。今回の特集が，ご自身が勤務される病院・施設，あるいはそこで働く個人の「災害への備え」を見直すきっかけになれば幸いです。

◆特集インタビュー◆

震災の後の，めまぐるしい日々の中で

NPO法人相双に新しい精神科医療保健福祉システムをつくる会
相馬広域こころのケアセンターなごみ センター長（福島県南相馬市）
米倉一磨 よねくら かずま

聞き手◆編集部

今回の特集は災害への「備え」を紹介していただくものですが「備え」は物品だけには限りません。想像を絶するような災害を経験することで生じる，私たちに現れるメンタル面での変化に対する心構えも，1つの「備え」に含まれるのだと思います。そこで，今回のインタビューでは，地震・津波・原発事故という3つの脅威のなかで，生活の基盤が根本から脅かされながらも，復興の道のりを確かに歩んでいる『NPO法人新しい精神科医療保健福祉システムをつくる会相馬広域こころのケアセンターなごみ』センター長の米倉一磨さんに，震災からこれまでのご自身の思いの移り変わりや現在携わっている新しい試みについて語っていただきました。

めまぐるしい日々

編集部 福島県の浜通りでは地震，津波，原発事故という，重複災害に見舞われました。まずは当時の米倉さんの状況をお聞かせください。

米倉 3月11日，南相馬にある財団法人金森和心会雲雀ヶ丘病院に勤務している最中に地震が起きました。建物は少し壊れましたが，人員に被害はありませんでした。それで自宅に帰ったわけですが，しばらくすると原発事故が発生しました。翌日病院に行ってみたら，主に若い職員がすでに避難しており，病棟が1つ閉鎖されることになりました。避難後，病院の休業が決まりました（現在は外来・入院治療，精神科訪問看護が再開されている）。私が所属していたのは，比較的症状が軽い患者さんの多い病棟で，その患者さんたちを別の病院に移動させました。その後も職員はどんどんと避難していきました。その次の日に，夜勤に行くと，職員は半分ぐらいになっていました。食料はおにぎりと漬物が少し残っているだけ。翌日には自衛隊が救援に来てくれるだろうと思っていました。

その数日後に「実はまだ避難が完了していない。手伝ってくれないか？」との電話がありました。しかし自宅には妻しかおらず「1人では不安だから家にいてくれ」と言われ自宅にいることにしました。その2日後にようやく患者さんの避難が終わり，それを聞いた後に私たちも栃木県に避難しました。

残っている職員だけで避難させたり，食料もまわりの住民からもらっていたというぐらいですから，てんてこ舞いだったと思います。院長も奮闘していましたが，途中，疲労で倒れてしまいました。実際のところは何がなんだかわからないまま進んでしまっていたという印象で

特集 東日本大震災を振り返る―震災の経験から学ぶ「備え」

編集部 それで栃木県に移られて，どのように過ごしていたのですか。

米倉 所属は病院に置いていましたが，メーリングリストに登録していたので，今後の進退について病院から一斉にメールがきました。そうこうするうちに避難先で「体育館に患者さんが避難しているので手伝いに来てくれ」との連絡をもらったのですが，ここでも妻から「行かないでくれ」と言われました。ここがいちばんつらいところでした。避難している患者さんに何もすることができないという不全感と，家族との言いあいでたまらなくなっていたときに，ちょうど小高赤坂病院で臨床心理士をしていた須藤康宏さん（現メンタルクリニックなごみ副院長）から連絡があり，相双地区を支えていたメンバーで何かできることはないかと相談を受け，福島に戻ることにしました。そして福島県立医科大学こころのケアチームが相馬市の公立相馬総合病院で臨時の精神科外来を開き，そこを手伝ったのが私のボランティアのはじまりでした。

こころのケアチームは福島県の災害対策本部と福島県立医科大学の合同でやっていたチームだったので保健所が全面的にバックアップをしていたわけですが，そこで保健所の臨時職員として手伝わないかということになり，そこから保健所の職員として新たに活動することになりました。そうして6月14日に雲雀ヶ丘病院を退職し，6月15日から相双保健福祉事務所の非常勤の職員として働くことになりました。「給料をもらえるということはなんてありがたいことなんだ」と思いましたね。

しかし人間不思議なもので，3か月も過ぎると非常勤で働くことがつらくなってくるのです。被災者支援だからといって必ずしも非常勤で働く必要はありませんし，嫌ならほかのところに行けばいいわけですからね。そもそも最初から避難して，別の場所で生活を再開したほうがよかったのかもしれない，と思ったこともありました。正直に言いますと，やはり原発の問題がどうなるかわからないなかで，ここでの役割を終えたらどこかに行きたいという気持ちが常にくすぶっていました。戻ってきたはいいけれども，この場所にいつづけることが正しいことなのかどうかはわかりませんでしたから。仮設住宅に支援に行っていても，心のどこかで「自分たちも被災者なのに」という思いもありました。冷たくあしらわれたりすると，「なんでそこまで言われなければならないんだ」という不全感や虚しさはありましたよね。

気持ちが変わったのはやはりNPO法人の立ち上げが本格化した，2011年の5月ぐらいでしたでしょうか。相馬市に精神科の名だたる先生たちが集まりそこに入ったときには「自分は逃げてはいけない」と思いました。ここまできたら覚悟決めるしかないと思いましたね。ここで逃げたらお世話になった大学の先生，丹羽真一先生（福島県立医科大学・精神科医）や大川貴子先生（福島県立医科大学看護学部）中山洋子先生（福島県立医科大学看護学部）たちに申し訳ない，というよりそのほうが原発よりも怖いかも，と思いました（笑）。ただ相当迷いはありましたが，運命だと思って腰を据えることになりました。

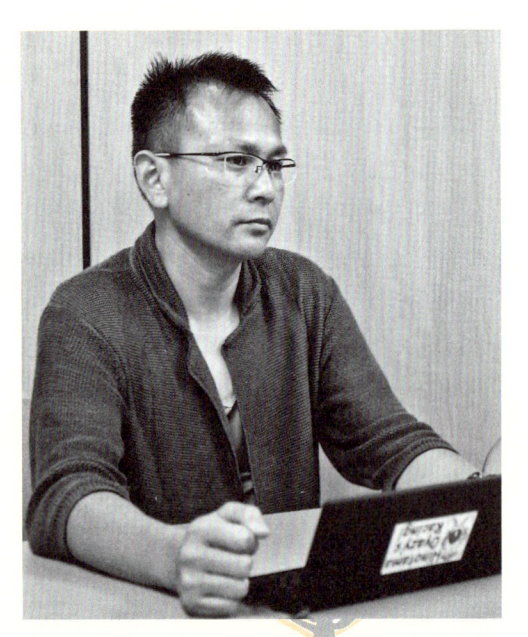

米倉一磨さん（NPO法人相双に新しい精神科医療保健福祉システムをつくる会　相馬広域こころのケアセンターなごみセンター長）

何かをすることによって忘れられる

米倉　6月からはとにかく土日は相馬に来てくれる方の案内であったり，どこかで講演したりしていました。時間的には余裕はないのですが，それで癒されていたのでしょうね。しばらく何もしない時間，もんもんとしていた時間がありましたからね。何かをすることによって忘れられることもあったのでしょうね。

　福島に残ることを決めたのはいいが，「これからどうしよう」「何から手をつけたらよいのだろう」という思いはありました。ただ，ある利用者さんが一度避難所に落ち着いたものの障がい者差別にあい，相双地区に戻らざるを得なかったという話を聞いて「これはやはり相双地区で自分の仕事をやるしかないのだな」とあらためて感じました。また公立病院の外来で，普段はなんともない精神障がい者が，在庫不足のために薬剤の量が変更になっただけで症状が悪化したケースがありました。それを目の当たりにすることでも，「私はここにいることが必要なのだな」と思うことができました。それに支援にあたっている避難所にいる方が徐々に心配事を話してくれるようになり，自己満足かもしれませんが「こういう状況でも自分を頼りにしてくれる人がいるのだな」と感じることができました。「自分が頼りにされる」「自分の役割がここにある」と感じられたのは大きかったですね。

新しいことを始めるということ

編集部　そして『NPO法人相双に新しい精神科医療保健福祉システムをつくる会』が発足し，相双地区において，先進的な地域精神保健活動に従事されることになるわけですね。

米倉　私はもともと雲雀ヶ丘病院で，副院長と一緒に訪問看護に従事したり，グループホームを立ち上げたりしていました。最終的には地域に軸足を置いた活動をしたいと考えていました。震災という不幸な出来事がきっかけになったとはいえ，念願の叶って本格的に地域ケアに参加することになったわけです。ただ，いまのような形になるには，自分たちの力だけでは何もできなかったと思います。本当にいろいろな方と出会って助けられたり，いろいろなものを見せていただけたことがよかったと思います。また被災地を見学する方と話すことも励みになりました。

　見学や支援に来ていだいたからには満足し

てかえっていただきたいなという思いがありましたから、張り切ってみなさんを案内しました。それによって浜通りのことを多少は理解してもらえたかなという実感がありましたが、同時に、本来案内しなくてもいいところまで案内したり、必要のないことを話したりするなど、やはり、普段の自分より気分が上がったままになっているな、という自覚はありました。

支援者をコーディネートすることの難しさ

編集部 少し話を遡って、相双地区に来られる支援者に効率的に支援活動をしていただく際に、どのような配慮を行ったのでしょうか？

米倉 発災からしばらくは多くの支援者に相双地区に来ていただきました。先ほどの大川先生が中心となってそうした支援者をコーディネートしていましたが、夏が終わる時期になるとだいぶ来てくれる人の数も減ってきました（こうした事情もあってNPOの設立を急いだわけですが）。また原発事故の関係で、南相馬には支援を派遣しないと決めた団体もあり（「南相馬には安全上入れない」ということでしょうが、私はいまもそこに住んでいるですが、と言いたいのが正直なところです）、私も含めて1日3人で避難所を回らないといけないなんてこともありました。だから「取り残されてしまった」という感覚はありましたね。

夏が終わって、NPO法人が立ち上がる前がもっとも人数的にしんどかった印象があります。2年目からは保健所の力を借りてなんとか自立できるまでにはなりましたが、それでも突発的に人が必要になるときがあり、そんなときには人員の確保に手間取りました。たとえば災害救助にあたった消防職員のこころのケアが必要だから臨床心理士が何名か必要だ、ということになっても、確保できないわけです。理想を言えば、支援者に事前登録してもらって、必要に応じて支援に来てもらえるというのがよかったのですが、現実には、そうはいきません。また、支援を受ける私たちの発信の仕方も、もっと工夫が必要だったと思います。支援に来てくれる人からすれば、「人が足りなそうだけど、どのような職種が何名ぐらい必要なのか」ということがわからなかったでしょうから。

また、どこかで支援に来ていただいた支援者に対して気を遣ってしまう部分がありました。「何人ぐらい、このようなチームが来てほしい」「何日に必ずここにいてほしい」などとは言えないのですよね。それに、支援は直接被災者にかかわる仕事だけではありません。書類整理やデータ整理も必要な仕事です。どこに何名、誰が避難しているかは、支援を進めるうえで重要な情報となります。被災者に直接支援するつもりでやってきた方たちに、1週間も書類仕事をしてください、とお願いするというのはやはり心苦しかったですね。

災害支援の現場では

編集部 必ずしも被災地支援の経験がある人ばかりではない現場は大変でしたでしょうね。

米倉 職種ということも関係していたと思います。普段チームとして動いていない職種の場合、チームとして協働しなければいけない現場では、戸惑いがあったと思います。そうした職種の場合、どうしても自分の職種を前面に押

し出して被災者とかかわってしまうので，被災地支援においてはやはり望ましくないですよね。

編集部　地域でケアをする場合，ある職種の人が来ましたというのではなく，誰々さんが来ましたということのほうが相手にとっても構えがなくてすみますよね。プロフェッショナルが来たというより，たとえば「南相馬の米倉さん」が来たということのほうが安心感があるということですか。

米倉　そうですね。「○○県から来た××と申しますが，何日間かお手伝いをさせていただきに来ました」というぐらいの構えでいいと思います。

ただ，支援に来てくれたみなさんの多くは，非常に組織立っていて，次のチームへの引き継ぎもきちんとしていました。そうしたチームの特徴を考えてみると，医師に権限が集中してしまっていない，ということが言えると思います。事務や看護師が中心となって，それぞれ申し送られたことはチームの中で共有してそれぞれの役割を決めて動いていました。特に支援の動きが素晴らしかったチームに関しては，チームが1つの生物であるかのような印象をもちました。チームを構成する個々のメンバーが「自分はこれしかできない」と1つのことに固執するのでも，単に幅広く動けるということでもなく，なんでもできるなかで1つの職種をもっているというイメージです。そして組織全体がちがちに固定されておらず，自由に，自分たちの役割を認識していてみずからの判断で動けている，そしてそのなかにすべてを把握している人がいるという構成です。

現在，私は『相馬広域こころのケアセンターなごみ』のセンター長をしているのですが，ここでもそうした組織づくりができたらと考えています。現在，『なごみ』は総勢13名なので3チームほどに分ける必要もありますが，どう分けるかということは意識しますね。最初から「自分はこれしかしない」ということではなく，日替わりでもよいので自分でコーディネートしてみる。なんでもできるということが大切ですし，命令で動くのではなくて少なくとも目標や目的を定めて主体的に動けるチームが望ましいですよね。

"復興"に向けて

編集部　それでは最後の質問です。これまでのまとめのようになりますが，未曾有の災害から人が回復するために必要なものとはなんでしょうか。大枠のお話ですが，打ちのめされて，生活の基盤や場合によっては家族を失った人が，前向きに進んでいくには何が必要なのかということについて米倉さんのお考えをお聞かせください。

米倉　一言でいえば，やはり役割でしょうか。仕事と言ってもいいですが，そうした求められているという実感がなければ不全感にも陥ります。被災した地元をどうにかしなければならないという使命感もありますね。つまりは，社会の中で自分がどういう立場にいるのか，そういう生きがいのようなものでしょうか。あたりまえのようですが，それがなければ回復できませんよね。これは障がい者の回復と同じことです。

編集部　『なごみ』の活動の今後についてお話いただけますか。

米倉 冒頭でお話していたように，震災でなくなったものを補って終わりではありません。あたりまえのことをやるだけなのですが，そのあたりまえがいまの日本にとっては新しいことなのですよね。あたりまえのことを普通にできるように，その仕組みを『なごみ』でどこまで形づくれるかはわかりませんが，そこをやっていきたいと思っています。都市部ではなくても，地域で精神障がい者を支えていけるシステムが十分に機能することを証明したいという思いがあります。

後はスタッフの教育でしょうか。いろいろなスタッフが集まっていますが，何も知らない知識がゼロからの職員であっても，意識を統一して動けるようになること。さきほどのチームのようになれたらと思っていますし，それをつくることが私の役割だと考えています。本来的には被災地支援がそれにあたるのかもしれませんが，そうしたチームをつくることが今後の私の役割だと思っています。

編集部 本日はどうもありがとうございました。

（終）

まさぴょんの精神科看護日常茶飯事

どうしても治りまテン（10）と思われる人でもきっといい日はくるよ！信じてる！

最高の薬物療法を受けていても，なかなか回復できない人たち。医師が諦め半分になっていても，いつかはきっと転機が訪れる日が来ると信じているまさぴょんです！

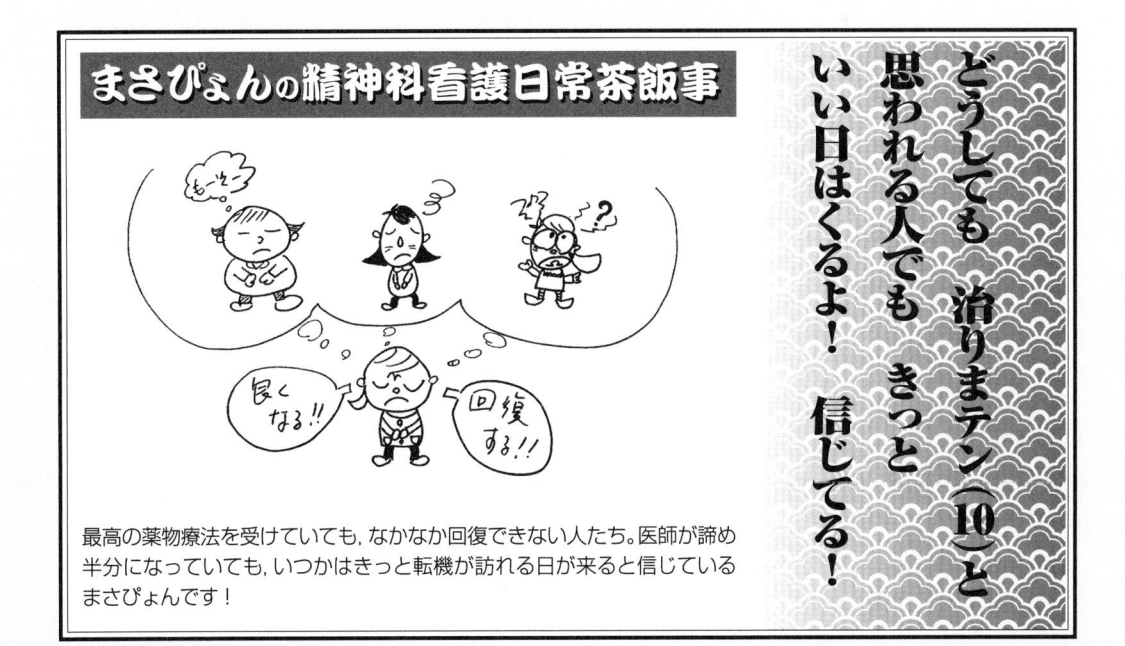

新たなスタートを切る

震災発生からの歩みを振り返って

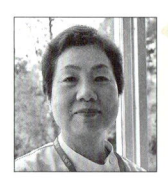

医療法人落合会東北病院
総看護師長（福島県本宮市）
渡辺ムツ子 わたなべ むつこ

はじめに

　医療法人落合会東北病院（以下，当院）の開設は1960（昭和35）年2月。個人の病院から医療法人となり，現在の病床数は212床である。東日本大震災前の2010（平成22）年に開設50周年を迎えた。年頭の理事長挨拶では今後の抱負と課題として，そのうちに新病院新築も考えていると私たちに伝えていた。

　その後，2011年の震災の体験を経て（後述），今年の3月11日に新病院に移り新たなスタートを切った。今回，震災発生後の経験やその後の経過を通して，当時には何が必要だったのか，今後はどのような備えが必要になるのかについて振り返ってみたい。

老健施設への一時避難，仮設病棟での生活

1）全壊する病棟

　2011（平成23）年3月11日，地震は突然に起こった。病棟の壁は崩れ落ち（写真1），スプリンクラーは破損して天井から水が滝のように流れ落ちた（写真2）。職員はみずからの身を顧みず，無我夢中に患者さんを守り，頭をよぎる「死ぬかもしれない」という恐怖を振り払いながら，次々と患者さん救出に奔走した。患者さんは着の身着のままであったが，無事，全員無

傷のまま併設の老健施設へと避難することができたのだった。

全病棟・管理棟の「全壊」が本宮市の査定結果であった。そしてこの結果から，先の理事長の言葉が予言であったかのように病院を新しく建て替えられることが決まったが，完成までの約2年間を仮設の病棟で過ごすこととなった。

2) 仮設病棟の看護ケアでは感染対策が第一

震災直後は併設の老健施設での入院生活となった。廊下も面談室も空いている場所はすべてが患者さんの居場所となり，レクリエーションホールでは100名近い患者さんが生活することとなった。2つの布団を横に敷き，そこで3人が縦になって休んだ。そこだけが患者さんの許されたスペースだったのだ。

食事は粥に味を付けた味粥が主食であった。食料は細々と使い，また主に支援物資や家族が農家であるスタッフが提供してくれた食糧でまかなっていた。電気はほどなくして復旧，厨房の水は15日には使えるようになった。

当時は入浴もできなかった。どころか，着のみ着のままの避難であったため着替えの下着もなかった。そうした環境下にあっては，当然のことながら「感染を起こさない！」が合言葉となり，可能な限りの流水での手洗い，速乾性擦式手指消毒剤の活用，ディスポ手袋の適切な使用で対応した。清掃にも目を光らせた。

しばらくして仮設病棟ができ，病室にも仕切りができた。どうにかスタッフステーションも形をなし，4病棟の看護単位でそれぞれにケアができるようになった。患者さんも1人1つの布団で休むことができるようになったが，布団1枚が患者さんにとって自身の居場所というこ

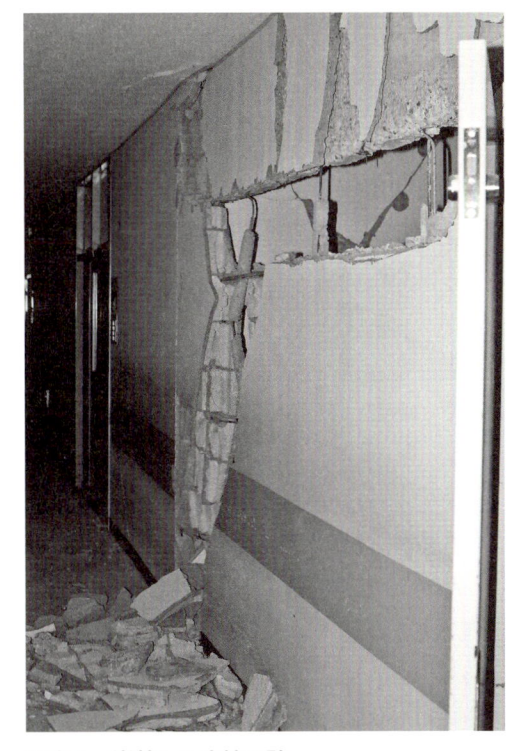

写真1　崩落した病棟の壁

とには依然変わりなかったのである。

少しの間だが，一部の仮設病棟ではトイレの仕切はあったものの中にはポータブルトイレ（写真3）を置いていた。職員は昼も夜もポータブルトイレを手に，汚物を捨てては洗い，捨てては洗いをくり返した。そのため夜勤者の増員もはかったのだが，後になってある職員はそのときのことを「本当にきつかった……。夜勤のときは特に，自分も吐きながらポータブルトイレを洗っていた」と独り言のように語っていた。

スタッフの努力の甲斐あって，幸いにして震災から現在に至るまで，患者さんに感染症の発症は起こっていない。

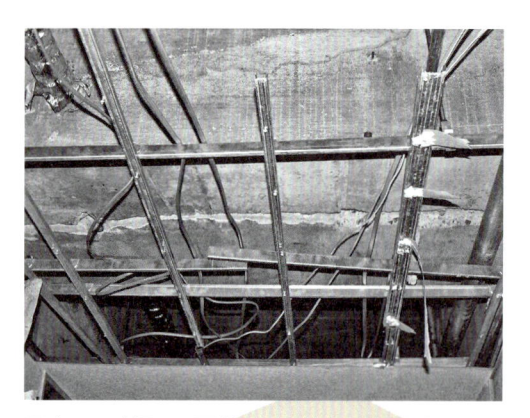

写真2　破損した天井（ここから大量の水が流れ出した）

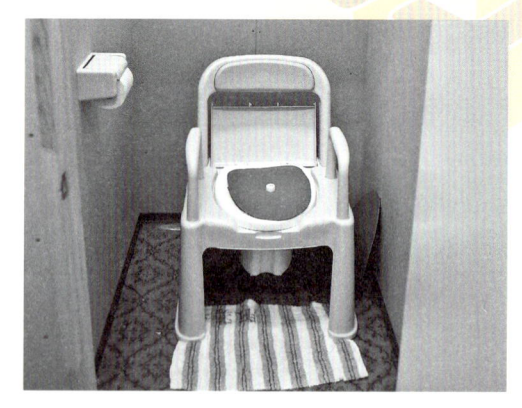

写真3　仮設病棟に設置されたポータブルトイレ

3）震災後の状況を理解し辛抱していた患者さんへの対応

　患者さんは思い出の写真を1枚でも、またある方は大切にしていた手紙があるからそれだけでもいいから取りにいきたいと懇願した。後にそうした患者さんたちの思いを受け、患者さんに代わり職員が甚大な被害を受けた旧病棟にそれらの品々を探しに入ったのだが、現実には見つからないものも少なくなかったのである。患者さんの落胆は想像以上のものであった。

　その後も、壊れた病棟に入ることができることを知った患者さんは、「あれも」「これも」と大事なものをあげてきた。そこで、病院長の判断のもと、ある程度の安全が確認された後に、患者さんに「全壊」の現実を知っていただくため、万全を期してかつての病室に案内した。かつての病室を目にした患者さんは無言だった。

　狭い病室の中で、しかもプライバシーの保護などとは真逆の入院生活を余儀なくされた患者さんの間では、小さな争いも起こった。何しろ狭いためにほかの患者さんの荷物が自分のスペースに入ったなど、理由は些細なことだったが、対応はといえば、布団の位置を変えること、病室を変更する程度のことしかできなかった。1人になれる場所がない状況下で、患者さんの中には唯一の「個室」であるトイレにこもる時間が長くなった方も見受けられた。さらには、いま思えばどんな意味があったのかと思うが、私たち職員の行動を詳しくメモしていた患者さんもいた。当時そのことを知った職員は「気を紛らせているのかと思った」という。

　しかし、震災前には保護室で隔離されていた患者さんも大部屋（20名前後の部屋）で過ごすことになったのだが、まわりの患者さんに少々の迷惑行為があっても、それを大目に見る状況も生まれていた。普段でも患者さん同士助けあう場面に遭うことはあるが、このときの情景には、患者さん自身がいま置かれている状況を理解しようとする努力や、人としての優しさをいつになく強く感じさせられた。

4）細やかな楽しみを

　震災前より、当院では患者さんとの花見やバス旅行が通例となっていたのだが、翌年は仮

東日本大震災を振り返る—震災の経験から学ぶ「備え」　特集

設生活にあっても同じように近くに花見に出かけることにした。猪苗代湖方面にバス旅行もした。このときは久しぶりに患者さんの，職員の，笑顔をまじかに見ることができた。

また栄養科には「お菓子バイキング」を依頼した。飲みものも喫茶店のメニューのように準備し，場所こそ仮設の中ではあったが，これには患者さんも大喜びであった。

また現在もなお継続していることだが，作業療法部門では震災直後から積極的に運動を取り入れた。その際に作業療法プログラムは患者さんの近くに職員が出向いて行う工夫が生まれた。OT室はスタッフ室として使わなくてはならない状況にあったからだ。仮設病棟の廊下には緩やかなスロープが作られ，そこを利用して1日2回歩行運動を行った。その際に流す音楽は患者さんが選び，特に演歌が多かったようだ。運動は静脈血栓の予防も視野にいれてのことだった。

備えあれば憂いなし

最近，新聞を眺めていると『震災後 備蓄用で注目』という記事に目が止まった。内容は，学校や企業が災害時の備蓄として菓子を準備しているというものである。その菓子についても，被災者のみなさんの意見を反映して，たとえば1缶にいろいろな味のビスケットを入れておく，また飲み込みやすいものにするなどの配慮がなされているという。菓子の糖分は空腹を満たすだけでなく，心をリラックスさせることを狙う意味もあるのだという。震災後のあのとき，その菓子が手元にあったならばどんなに患者さんは喜んだことだろうか。職員もきっと束の間一息つけたことと思う。

震災後にほしかったもの，必要だったものは数えきれない。ただその多くはやはり，食料品，水，衣類，おむつ，タオル，歯ブラシ，歯磨き粉などなど，日用品に属するものだったと思う。さらに，髭剃り用の剃刀（いつもは電気カミソリを使用していた）や石鹸などの品々は，そのほとんどが支援物資としていただいたものでまかなっていたのだが，どれも大助かりであった。備蓄は何を（日常必要になるものをどこまで備蓄に含むのかなど），どれだけ，どこにするのか（当院の場合には備蓄や日用品のある病棟そのものが全壊したためになおのことそう感じる），十分な検討が必要に思う。災害はいつ，どんな形で襲ってくるかわからない。

また，何かにつけてあのとき（震災時）を語るときがあるが，「日中の出来事で助かった」という言葉がでる。これが夜の出来事であったならば……想像を絶する。しかし，夜も災害は来る。また，当院では震災の夜から夜勤者は1病棟2名から3名とした。急な出来事ということもあるが連絡方法に手間取った。電話が通じないのである。そのため，日勤からそのまま夜勤をせざるを得ない職員もいた（2交代制の勤務）。幸いにも，自宅に問題のなかった職員はいち早く病院に駆けつけてくれたが，連絡網はできていたものの連絡がとれなかった。災害時下における連絡・通信手段を，あらかじめどのように確保すべきなのかは今後検討すべき事項かもしれない。

さらに，一時問題となったガソリンの不足については，当院の場合には地域の医師会が動いてくれた。そのため，1つのガソリンスタンドに病院勤務の証明書を持参するとどうにか通

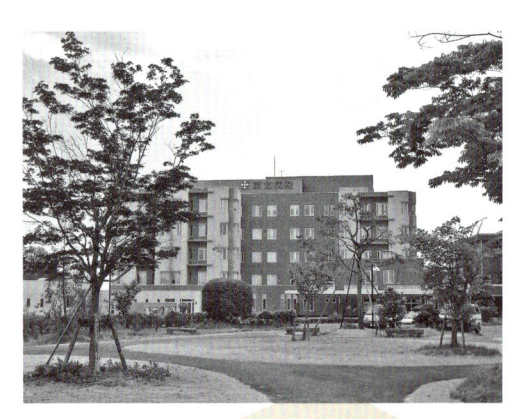

写真4　新病院の外観

勤に間に合うガソリンを確保することができたが，普段から近隣のガソリンスタンドと契約などしておくことも必要なことと思う。

　最後に，当院は幸いにも併設の老健施設を使用することができた。しかし，いつもそう上手にいくとは限らない。そこで，有事の際に避難できる病院なり施設なりと，日ごろから協力体制を整えておくことも一案ではないだろうか。

防災についても，災害時の備えにおいても，地域全体で考え取り組むことが重要であるに違いないのだ。

おわりに

　震災からの2年間，仮設病棟での看護業務はそれまでと同様に行ってきたつもりではある。職員はみなで助けあい，協力体制は抜群であったとの自負がある。

　冒頭で述べたように，今年の3月11日から念願の新病院（写真4）へと移り，新たなスタートを切った。建物に負けない看護ケアを提供しようと意気込んでいるが，仮設病棟での2年間はどこか，被害者意識なのか甘さがあったことは否めない。いま再びみなの力を結集して，この震災体験を活かし，一歩ずつ精神科看護を考え直していかなければならない。

特集 東日本大震災を振り返る―震災の経験から学ぶ「備え」

震災の経験を振り返り，今後の「備え」を考える
スタッフへの聞き取りを通して

社団医療法人新和会宮古山口病院
地域生活支援室 室長（岩手県宮古市）
小成 祐介 こなり ゆうすけ

はじめに

　宮古市（図1）は，岩手県沿岸部の中央に位置し，三陸沖の豊かな資源と浄土ヶ浜や早池峰国定公園を代表とする海・山・川の豊かな自然環境を背景に，漁業と観光に力を入れている。相次ぐ市町村合併により広大な面積をもち，それは琵琶湖の面積の約2倍であり，山間部の川井・新里地区と，北部の田老地区，旧・宮古市部に大きく分けられる。人口は約58,000人であり，県庁所在地である盛岡市からは北上山地を隔て車で約2時間というところに位置する。

　その中で当院はJR宮古駅から約3km山手に向かったところに位置し，周囲を山に囲まれた静かな環境の中にある（写真1）。病床数は405床（男女閉鎖病棟・男女開放病棟・身体合併症病棟・認知症治療病棟）の精神科単科であり，従業員数は約300人である。宮古市内には，当院の他に精神科病院が1か所とクリニックが1か所ある。

　震災から2年以上が経過し，現在は一見すると，病院機能が復旧し，震災前の状況に戻ったように伺える。しかし，実際には，震災により生活環境が大きく変化した職員もおり，温度差が潜在している状態にある。今回あらためて震災発生当時の経験を振り返りながら，当院において今後「災害の備え」としてとりわけ何が必

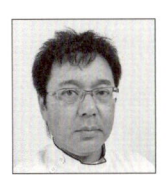

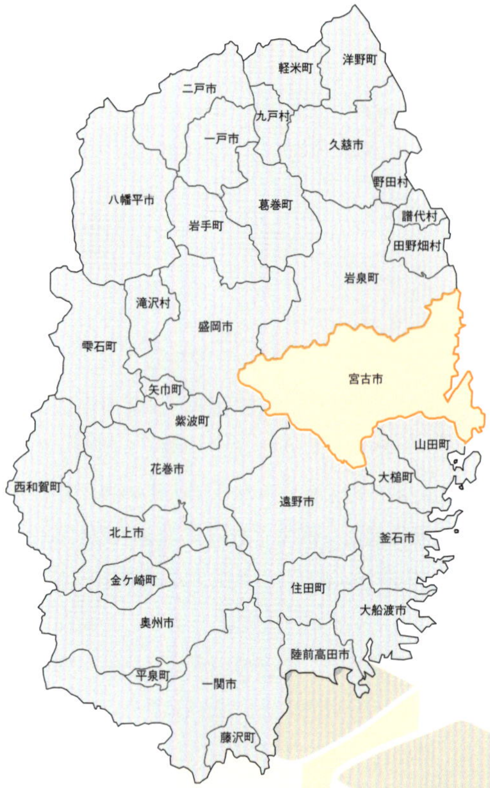

図1　宮古市の位置

とのない携帯電話の音が至るところから鳴り響き，それは，緊急地震速報を伝えるエリアメールの着信音だったという。

宮古市の震度は5強と発表された（写真2）。震源地は，三陸沖で震源の深さは約24km。震源の規模を示すマグニチュードは9.0（平成23年3月13日気象庁発表）。14時49分に大津波警報発令。津波の概況は最大波15時26分，高さ8.5m以上。津波遡上高（陸地を駆け登り到達した津波の高さ）は田老小堀内地区で37.9m（東大地震研究所発表），重茂姉吉地区で40.5m（学術合同調査グループ発表）のちに，震災による避難指示対象は5,277世帯12,842人。人的被害は，届け出を含む死亡認定者517人（平成24年11月6日現在）と報告されている[1]。当院は幸いにして建物に損壊はなく，職員自身の人的被害は免れた。しかしながら数名の職員のご家族，またはご自宅が被害に遭われた。

当時の様子を振り返る職員は，地震発生時には所属病棟から離れていた。直後に急いで戻ると病棟（閉鎖病棟）の扉が開いており，そこから患者さんが不安そうに顔をのぞかせていたという。その病棟は，築年数が古いこともあり，すぐに院外に避難をした。避難に際して一部混乱した患者さんもいて，普段は歩行状態が不安定な患者さんが避難口にわれ先にと移動し，そこから動くことができなくなっていた方もいたという。また若い患者さんの中には，妄想からか，その場から逃げようとしない方もいたという。職員の中にも不安を表出して混乱を呈する人もいた。

2）ライフラインの遮断，物的資源の不足

その後，ライフラインのうち燃料用ガスにつ

要なのかについて考えておきたい。なお，あらかじめ述べておかねばならないが，東日本大震災の発生当時，筆者は福島県の精神科病院に勤務をしており，福島市内で震災を体験した。そのため本稿は，当院で震災を体験した職員からの聞き取りを含む情報からまとめたものであることをご了承いただきたい。

震災発生とその後の対応

1）震災発生直後の状況

2011年3月11日。年度末に入り，落ち着かない面もちでありながらも，変わらぬ日常の中で地震は起きた。14時46分。いままで聞いたこ

東日本大震災を振り返る—震災の経験から学ぶ「備え」　特集

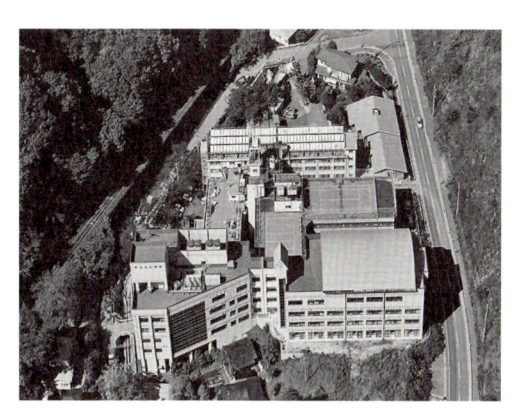

写真1　宮古山口病院の全景

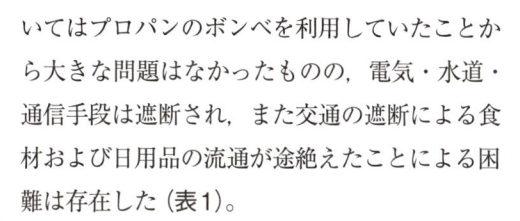

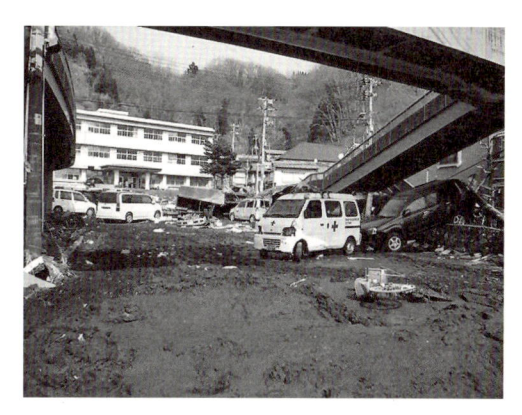

写真2　震災直後の宮古市役所前

いてはプロパンのボンベを利用していたことから大きな問題はなかったものの、電気・水道・通信手段は遮断され、また交通の遮断による食材および日用品の流通が途絶えたことによる困難は存在した（表1）。

　通信手段である電話については、固定電話よりも携帯電話の復旧が早かったのだが、携帯電話各社によって復旧時間に差があった。一方、電話による通信は遮断されていたものの、携帯電話のワンセグ（携帯機器を受信対象とする地上デジタル放送）は見ることができ、映像によって状況を知ることができたと話す。当時の心境を白根看護部長は「患者さんの急変時の対応の不安と、職員安否についての不安が常にあった」と述べており、後を絶たない不安の波に襲われたと話している。

　また、薬剤については年度末であったこともあり、在庫数が少なくなっていた。こうした薬剤の不足については、卸業者と調剤薬局に職員を派遣して薬剤を確保、また併せて院外処方で対応できる薬局に依頼し対応していったという。

　食糧については3日分の備蓄はあったのだが、先述の交通遮断などの理由によって、通常通り自由に食材が手に入る状況ではなかった。そのため、備蓄と併用して手元に残った食材を使っていた。しかし、業者より野菜などの多くの食材を提供していただき、「メニューに併せて食材を用意する」のではなく「食材に応じてメニューを決める」ように工夫をしながら対応できたことは幸いだった。断水のため調理にも大きな影響がでたが、なんとか節約してこの時期を乗り切ったそうだ。当院の及川暁院長は「阪神淡路大震災との相違点は、津波の危険性があるために一般車両などが規制されて被災地になかなか入れなかったことや、東北地域の物流の拠点である港湾が複数破壊されたことがある」[2]と述べており、さらに「盛岡市と宮古市をつなぐ国道106号線は、3月16日午後6時まで一般車両の交通を規制していた」と述懐している。このことからも、外部からの支援は複数の要因が複雑に絡みあっていたために滞っていたのだと思う。

　しかし、混沌とした状況下にありながら、先の業者とは別に実家が農家である職員が米を提供してくれたり、院内の売店が商品を無償で提

表1　東日本大震災による宮古山口病院の状況

	状況	復旧
電　気	（3月11日14：46）停電	（3月13日15：30）安定的に復旧
ガ　ス	プロパンガスボンベ使用により問題なし	
水　道	（3月11日17：00）断水	（3月14日9：00）復旧
食　糧	3日分の備蓄あり	業者より食材を確保。4月4日より通常の献立
通　信	（3月11日14：46）電話不通	携帯電話：3月18日 固定電話：3月29日
酸　素	在庫で間に合った	
薬　剤	年度末のため在庫不足	
医　師	院長・副院長の2名で対応	大学病院・被災地支援を希望する医師により充足
外　来	3月14日より規模縮小	4月1日より通常体制
看護体制	3月11日より2交代5人体制	3月16日より通常体制

供してくれたりなど，次々と明らかになる事実への不安と恐怖，疲弊していく状況の中で，人の温かさを実感する場面に多くの人が救われたことであろう。このとき，スタッフがみな，同じ目的に向かってひとつになっていたことと思う。

3) スタッフへの負荷

医師については，院長・副院長の2名でファーストコールに対応していたが，後に大学病院，また被災地医療の支援を希望する医師が来てくださることになり次第に充足されたという。

また看護体制は，通常3交代制で夜勤は2人体制であったが，震災当日から2交代5人体制で急遽対応することになったという（3月16日より通常の体制に戻った）。安定した看護体制の確保は災害時下においてもケアの質を保証するうえで必要であるに違いない。しかし現実には，ここでも通信手段の遮断が大きな影響をもたらしていた。（情報が入らないことはもとより）連絡がとれない職員の安否を確認するために自宅付近へ出向くことの優先度も高く，また患者さんのご家族と連絡がとれなかったことで，職員が直接出向いて安否の確認，院内の状況を伝えていったという。言うまでもなく，常時より人手が必要な状況にあったわけである。

なお，震災当日には帰宅困難な職員が多数出たこともあり，病院内の施設を一部開放して対応をはかったそうだ。また自宅が被害を受けた職員のうち希望された方には，職員寮を利用していただいた。

今後の「備え」として：通信手段の確保が肝

及川院長は「今回，職員の献身的協力があればこそ，現在でも当地で医療が続けられていると痛感している」[2]と述べている。また，「職員は，みんながよくがんばった。ただあのとき

（震災時），職員に対して十分な対応ができたか疑問が残る。もっと，してあげられたことがあったのではないかと思う……」と，白根看護部長は当時を振り返る。

今回震災当時を振り返り，今後の備えとしてとりわけ必要と考えるものの1つに，やはり通信手段の確保がある。外部からの情報が入らないことの不安はもちろんのことだが，安否確認や状況の伝達などの困難によって生じるスタッフへの負荷が思いのほか大きかったからである。携帯電話会社によって復旧に差があったことから1社に限定するのではなく，複数の電話会社の携帯電話を用意することが1つの有効な方法であると考えることができるかもしれない。

また，兼ねてから備えていたものの中でトランシーバーが思いのほか役に立ったとの声も聞かれた。狭いエリアながらも情報伝達がスムーズになされることが現場にとって救いであったようだ。ただし台数はといえば，これほどの規模の震災を想定していなかったこともあり多くなかったという。今後は台数を増やすことも考えている。さらに，「2000年問題」が懸念されていた時代に病棟ごとに用意していた懐中電灯や反射式ストーブは今回の震災においても大いに役立った。

◆

そのほかに，医師からは通常業務のほかに，「こころのケア」の需要に対応ができなかったことが残念で心苦しかったとの声が聞かれた。このことからも，常勤医の確保の重要性を痛感したという。また震災直後には他界された患者さんがあってもご家族と連絡をとることができなかったことから，院内に霊安室を設けることも考えなければならない。

おわりに

冒頭で述べたように，震災発生時に筆者は福島県にいた。しかし今回の原稿依頼に際し，院内での聞き取りを行う過程で感じていたのは，震災直後の状況は福島のそれと大きく違うところはなく，当時の光景をありありと想像することができることであった。ゆえに，当時のスタッフの苦労を十分に理解することもできると思う。地域の違いはあるが，未曾有の出来事を体験したことに変わりはない。1人1人に壮絶な物語があったことと思われる。

最後に，不幸にして被害に遭われた方々，尋常ではないご苦労をされた方々。あらためて，多くの方々にご冥福とお見舞いを申し上げるとともに，1日も早く復興できますよう心から願います。また，筆者も被災者の1人として，自身が体験したことを語り継ぐとともに，地域の復興のために今後も尽力していきたいと考える。

〈引用・参考文献〉
1) 岩手県宮古市ホームページ：http://www.city.miyako.iwate.jp/cb/hpc/Article-1493-6543.html
2) 及川暁：精神科病院における危機管理．精神科，19(6)，2011．

被災地から
患者さんを受け入れて

はじめに

　2011年3月11日の東日本大震災発生から間もなく,当院に1つの要請が入った。被災地域のうち,震災被害により病院機能が完全に停止してしまった病院の患者さんを受け入れてほしいとの内容であった。震災発生後すぐに県内の別の病院に避難したものの,避難された方の数の多さ,そして避難した先の病院も少なからず震災の被害を受けていたことからそのすべてに対応することが難しく,県外の病院に受け入れが要請されたという経緯がある。

　先の震災では津波被害の大きさや原発事故など,まさに想定外の事態が次々と引き起こされた。特異なケースであったと考えることができるのかもしれないが,地震大国である日本においては,今後も同様の震災が発生することも考えられる。またその際,今回のように県外への避難や,受け入れを要請する／されることも十分に考えられるだろう。

　そこで今回あらためて,当院で行った受け入れ時の対応や状況を振り返りながら,今後同様の事態が発生することを想定した際,必要となる備えとは何かについて考えてみたい。

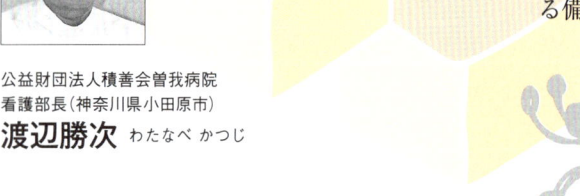

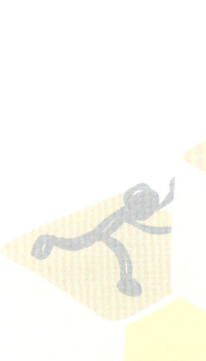

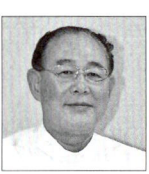

公益財団法人積善会曽我病院
看護部長(神奈川県小田原市)
渡辺勝次 わたなべ かつじ

東日本大震災を振り返る―震災の経験から学ぶ「備え」　特集

要請を受けてから

　当院に受け入れの要請が入ったのは，震災後間もない3月17日のことだった。それは行政を通した要請ではなく，もともとは非難先の病院より神奈川県内の大学病院に問い合わせがあり，そこのつながりから当院に直接打診されてのものだった。さっそく毎朝行っている理事長，院長，副院長，看護部長，事務部長によるミーティングにおいて検討がなされ受け入れることが決まった。厚生労働省からは，被災地からの受け入れは病院の定員を超える場合であっても認められるとの通達があったが，当院の規模や状況を考慮し10名の受け入れが妥当であろうと判断された。

　当院で受け入れる患者さんの情報については当日の午前中にFAXで届けられていたものの，被災された病院の内部は崩壊し，情報を取りに戻ることもできず，事務機能も完全に麻痺していたために，処方内容を含む完全な医療情報はまったくない状態であった。処方内容は担当医師の記憶と薬の識別コードから再現したものであったが，粉薬に関しては不明なものも多く推測で処方せざるを得なかったという。それどころか，当初，確実な情報は患者さんの氏名のみであり（生年月日は自己申告のため回答できない患者さんもいたそうだ），とにかく情報をもたぬまま，混乱の中で避難してこられた苦労が伺えた。

　患者さんを受け入れるにあたり，当院でも副院長と事務副部長を中心に早急に事前の準備にとりかかることとなった（表1）。患者さんを乗せた大型バスの降車位置や車椅子が必要な方への対応準備はもちろんだが，とにかく情報が不

表1　当日の流れを想定した事前準備

〈午前〉
①10名分の情報がFAXで送られてくる
②IDをとりカルテを作成する（生年月日，住所，保険証など）
　＊生年月日が不明の場合は「1971年1月1日」で登録
　＊保険証が不明の場合は自費登録
　＊カルテ氏名の上に赤文字で「被災患者」を記載する
③背表紙および診察券も作成する

〈午後〉
①受付を別に設ける
②カルテと患者さんの確認をする
③外来で一診，二診，三診で診察
　※カルテの内容変更などあれば，その場で確認すること

足しており新たに診察・トリアージをすることが先決であったため，当日は3つの診察室を用意し各部屋に担当の医師と精神保健福祉士が待機することとなった。また看護部においては，被災後の混乱した状況や長距離の移動で患者さんが疲弊されていることが容易に想像されたため，まずはゆっくりと疲れをとっていただくべく各病棟（どの病棟に入っていただくかは当日の診察を待たねばならなかったが）ですぐに食事と入浴，着替えを提供できるように準備を整えることとした。

大型バスが到着

　3月19日，当日は40名近い患者さんが乗り込んだ大型バスが，当院のほか受け入れを決めた神奈川県下の4つの病院をまわって患者さんを降ろし，同時にあらかじめ依頼されていた支援物資（表2）を積載する流れとなっていた。午後いちばん，予定通り最初の目的地である当院に大型バスが到着した（表3）。慌ただしい

表2 呼びかけのあった支援物資

- 水のいらないシャンプー：50本（できる限り多く希望）
- ウェットティッシュ：10ケース（80パック）
- おしりふき：5ケース（50パック）
- ナプキン：30袋（最低でも7名分）
- 洗顔フォーム：5本
- シャンプー：3本
- リンス：2本
- 制汗剤：20本
- 歯磨き粉：30本
- 手の洗浄スプレー：10ケース（240個）

＊上記の物資を用意しバスに積載した

表3 受け入れ当日の流れ

時刻	内容
9時	大型バスにて現地を出発
9時30分	FAXで患者さんの情報（氏名，生年月日，住所程度）が送られてくる ↓ FAXにもとづき，外来カルテ，背表紙，診察券，受付票を医事課にて作成
午前の未確定時間	FAX（2回目）にて追加の情報（処方内容，入院形態，病名）が送られてくる
午後1時〜2時ごろ	大型バスが指定地（大型バスが乗り入れ可能な併設の老健施設前のロータリー）に到着． 老健施設の乗用車5台で病院へ移動 ↓ 正面玄関にて外来看護師5名で出迎え ↓ 本館ロビーに集合してもらいカルテと本人の確認．ロビーにて受付を用意 ↓ 外来看護師が診察室，診察室前に誘導．外来看護師によりネームバンドを付ける ↓ 診察（診察待合中の患者さんには外来看護師が付き添う）． 診察終了後，すべての患者さんの診察が終了するまで外来で待機 ↓ 入院が決定した各病棟2名の看護師が出迎える

状況の中での早朝の出発，疲労やご苦労が多々あったのだろう。用意していた薬をそっくりそのまま現地に忘れてきてしまったのだという。

このとき，バスを降りる患者さんとの間で交わした会話に，いまでも忘れられないものがある。当日は朝早くに出発したのであろう，「何か召し上がってこられましたか？」と尋ねると，手のひらの大きさにも満たない小さなおにぎりを2つ口にしただけだったという。そんな中で一言「これからお世話になります。よろしくお願いします」と静かに口にされたのだった。地震やその後に起こった原発事故など，誰しもがパニックになるような状況の中でさんざん恐怖する体験もされたに違いないが，その一言を聞いて「それでもこれだけ健康的な部分をもっておられるのだな」と感心させられたことをいまでも鮮明に記憶している。

患者さんのその後の様子

その後，患者さんの中には一時調子を崩され，やむなく保護室で対応せざるを得なくなった方もおられたが，概していまは落ち着いて療養生活を送られているように思える。懸念されていたPTSD（心的外傷後ストレス障害）などの症状も特にみられてはいない。

また被災地から患者さんを受け入れたことでしばしば尋ねられる「情報の不足」においても（一部のカルテを取りに戻ることができたとのことで，その後新たにFAXで情報を送っていただいたが），情報がなければ治療やケアができないということはない。新たにアセスメントすればよいだけのことであるし，そもそも私たちはこれまでも，時に名前すらわからない患

東日本大震災を振り返る―震災の経験から学ぶ「備え」　特集

者さんのケアだって行ってきたわけである。情報がなくともケアはできる，私たちは常日頃からこころのケアのプロフェッショナルであることを自負しているのだから。

　ただし，落ち着いてみえる患者さんにも複雑な想いや戸惑いがあることは自覚しなければならない。家族と手紙でやりとりをする患者さんもいるが，遠方のために数か月に1度しか家族も面会に来ることができない。あたりまえの感情なのだが，しばしば「帰りたい」と口にされる患者さんも少なくない。開放病棟にいた患者さんの1人は買い物にでたきり戻ってはこられず，警察に保護されて近くの病院に入院することとなってしまった。ご本人の希望通り，いまは現地にもどっておられるのかもしれない。

　当院にこられた患者さんは，先の方を除くと，いまなお当院で療養生活を送られている。かつていた病院は倒壊のため戻ることはできず，その地に戻ること自体難しい。また患者さんの多くが高齢ということもあって地域での自立した生活も難しいという現状もある。そうした方々の今後をどのように考えるのかはこれからの課題であり，またご縁あって受け入れることとなった当院の役目でもあると考えている。

何が必要なのか

　さて，被災地から患者さんを受け入れるに至った経緯やこれまでの状況を振り返って，今後同様の事態を想定したとき，どのような備えが必要になるだろうか。幸いにして，当院の例では受け入れに際して特に混乱もなかった。また先述のとおり，患者さんの十分な情報がなければ治療やケアが行えないということはない。被災地から患者さんを受け入れるということにおいても，看護師に問われるのは日々の看護力そのものであると考えている。

　しかし，それでも情報交換がスムーズであるにこしたことはないとの実感もある。余談めくが，震災後，当院は原発事故を受けての計画停電の対象となった。電子カルテの性質を考慮したうえで，こうした事態を想定すると（当院では震災発生当時には電子カルテを導入してはいなかったが），情報の保管を1か所に限局しておくことはやや心もとない気もする。関連する病院や施設など，別地にバックアップをとっておくことも一考かもしれない。

　しかし，それ以上に大切だと感じるのは，やはり有事の際の連携をあらかじめ病院間でとっておくことである。このたびのケースでは，冒頭で述べたような私的なつながりが幸いしたが，こうしたネットワークをあらかじめ民間でつくりあげておくことが必要であると考える。ただし，その連携は個々の病院ごとに行うことは現実的に難しい側面があるだろう。そのため，たとえば看護部単位の連携など，職能団体が各地に中核センターを設置し，有事の際に現地の状況確認や患者の受け入れ，スタッフの派遣ができるような仕組みづくりをしておくことが必要だと感じる。日本精神科看護技術協会でも現在，こうした仕組みづくりに向けた検討がなされており，その必要性は今回の経験を通しても一層強く感じるところである。

基調講演

第38回日本精神科看護学術集会 基調講演

精神科看護の本質と社会的意義（前半）

末安民生
すえやす たみお
日本精神科看護技術協会 会長（東京都品川区）
天理医療大学医療学部看護学科 教授（奈良県天理市）

2013年5月31日（金）～6月2日（日）の3日間で行われた，第38回日本精神科看護学術集会は末安民生会長（日本精神科看護技術協会会長・天理医療大学医療学部看護学科教授）の基調講演『精神科看護の本質と社会的意義』から始まった。基調講演の冒頭では，公益財団法人浅香山病院の協力で制作された映像が披露された。1年365日患者さんのそばに寄り添い，切れ目なくケアを提供する看護者の姿と，専門家のサポート受けながら，みずからの人生を確かに歩む患者さんの姿が映し出されたその映像に，多くの参加者は日々の自身のケアを重ねていた。本稿では今月と来月の2回に分けて，基調講演の内容を一部加筆修正し，掲載いたします。

はじめに

私は日本精神科看護技術協会に携わって，30年以上になります。学会の基調講演では，学術的なスライドが出されることはありますが，このように映像で基調講演のテーマを現すということは初めてのことではないかと思います。

みなさんは第38回日本精神科看護学術集会への参加のために，ここ仙台国際センターに来られたわけですが，学会終了後は，それぞれ帰るべき場所に帰っていくわけです。それぞれの場所に立ち戻るということを念頭に，話を聞いたり，考えたりしてもらいたいという思いがありました。それには言葉で説明するだけでは足りませんので，浅香山病院さんの患者さんやご家族，スタッフ，そしてカメラマンの大西暢夫さんと平野謙一さんに協力してもらい，この約5分間の映像作品を作成したわけです。

日本精神科看護技術協会が発足して66年が経ち，いま，先輩方の意思をどう受け継いでいくのか，また，先輩方の果たすことのできなかったことに対して私たちに何ができるのかいうことについて『精神科看護の本質と社会的意義』と題し，みなさんと一緒に考えていきたいと思います。それは，ここに集まっている会員のためだけというわけではなく，私たちがケアしている，精神科病院に入院している患者さん32万人，外来患者さん320万人にも直結する話題だと思っています。

精神科病院に通院した人は，その瞬間から否応なく「精神障がい者」とカウントされます。その意味をどう考えていけばいいのでしょうか。精神障がい者になってもその人のすべてが精神障がい者になるわけではなく，残された部分，その人らしい部分があるわけです。その部分を拡大するような「つまり自律性の回復を通して，その人らしい生活ができるように支援すること（精神科看護の定義，日本精神科看護技術協会，2004年）」を1つの基本的な考え方として話を始めます。

自分の言葉で自分の仕事について語る

精神科病院にはいまでもさまざまな問題があります。つい最近でも群馬の精神科病院で看護助手が患者さんを殺害したという事件がありました。「精神科病院の中はブラックボックス」だと言われることもありますが，だからといって，精神科で働くすべての看護職員が，そのような

基調講演 精神科看護の本質と社会的意義（前半）

ことをしたり，低い倫理観をもっているわけはありません。自分たちではどうすることもできずに，ぎりぎりの状態で，精神科病院に来院する人々に対してできるだけのことをしたいと，日々力を尽くしているわけです。それは私たちがプロであるし，私たちを頼りにする患者や家族も，精神科医療に従事する私たちのことをプロだと期待をしているからです。いま申し上げたような誤解に対して，自分の言葉で自分のしている仕事について説明していかなければなりません。しかし，看護の仕事を突き詰めて考えていくと，「人が生きるということは何か」という問題に向きあわねばならないため，それは決して生易しいことではありません。

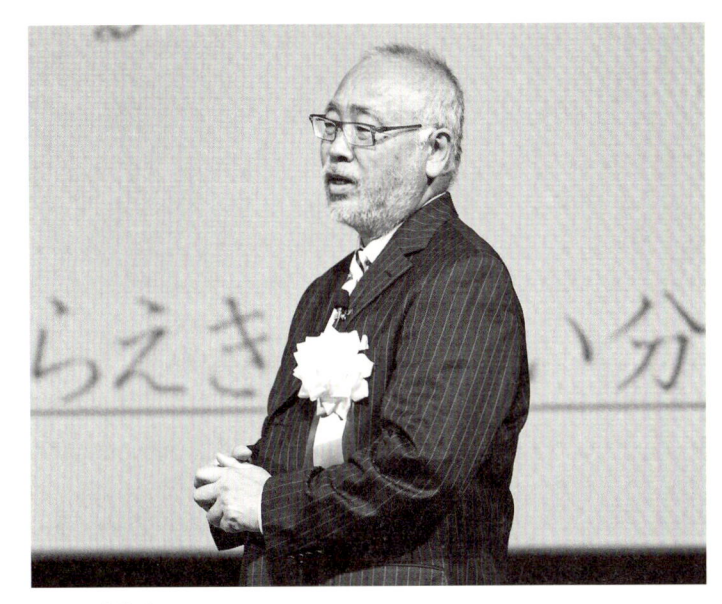

末安民生先生
日本精神科看護技術協会会長／天理医療大学医療学部看護学科教授

「世の中」は私たちが変えていくことができる

2013（平成25）年5月6日，埼玉県で，隣家の人を「殺してしまうかもしれない」と警察に訴えた男性が，家に帰された後に隣家の女性を刺し重傷を負わせたという事件がありました。警察は2時間ほど話を聞いたようですが，男性の態度や口ぶりから危険性はないと判断し，親族に引き渡しました。報道によれば，普通の近所付き合いだったようでしたが，最近，「低周波が襲ってくる。も のすごい音がする。この音が聞こえないか」などといって頻繁に隣家を訪れるようになっていたそうです。警察の対応の拙さを指摘する意見もありますが，ここでは，われわれ精神科の看護者はこの事件をどうみるべきか，ということを考えていきたいと思います。

現在は，精神疾患をもつ方々であっても地域で暮らすのが自然だろうということで，それにそって，さまざまな政策が組み立てられていますが，実際のところ，精神科の病床数は減っていません。また，地域にいる患者さんのサポートは誰が行うのがよいのか，という問いに対しても，地域にはまだそうした方々をサポートする人が十分にいな いから，患者さんたち地域に帰れないのではないか，と言う意見もあります。こうした意見に対して，たとえば一般社団法人日本作業療法士協会では，保健・福祉・教育などの地域に5割の作業療法士を配置することを目標に掲げています。いわばこれは日精看が「4万人の会員のうち，半分は地域で働くよう提案します」というようなものです。本日は作業療法士協会の活動方針について議論するのが目的ではないので，これで留めますが，精神科の看護師が地域で働くにはどのような壁があるか，あるいは地域で働く際には何ができて何ができないのか，また，何をしてはいけないのかを考えなければいけないと思います。

ご存じのとおり，日本は諸外国と比べて病床数が圧倒的に多いです。それは何故か。先ほどお話したとおり，「世の中」の人が精神科を必要としている現実があるからではないでしょうか。「世の中」は精神科病院に対していまだ偏見をもっているのに，精神科を頼りにせざるを得ない。矛盾しているのです。「世の中」はどのような仕組みで動いているのでしょうか。一言で言ってしまえば，多くの場合それは法律によって動かされているのだと思います。

　私たちの仕事に関することでいえば，たとえば診療報酬。診療報酬は厚生労働省令であり，強制力を伴ったものです。いわば法律と一緒です。ほかにも，病院自体は医療法で，看護の仕事は保助看法で，入院制度などは精神保健福祉法で，患者さんたちの権利は総合福祉法で定められています。そんなことは知っていると言う人もいますが，このところをよく考えてほしいと思います。

　今年6月中には精神保健福祉法が改正され，ついに保護者制度が廃止されます。協会としては，保護者制度の廃止について賛成してきたけれど，それによって新しい問題も想定されます（たとえば，家族の誰かが同意すれば入院できるようになるために，家族で内紛が起きるなど）。日本には家制度の名残があって，それが払しょくされない限りは保護者制度はなくならないと主張していた人もいましたが，そうではないことがわかりました。私たちが望むような精神科医療の姿をしかるべき機関に適切に訴えていき，法律を変えることができれば，世の中は変えられるのです。

　図1は「死亡別場所，志望者数の年次推移と将来推計」です。この表では「その他」というところがポイントで，2025年から30年になると，病院で死ねない人がどんどん増えてくることがわかります。何故この表をお見せしたかといえば，医療費を決めるのは，法律です。国が権限をもって決めているのです。ですが，この表の「その他」のように，あと10数年経つと国の権限だけでは及びゆかないことになる。厚生労働省が「2025年問題」というときには，このことを指している場合が多いです。

　もちろんこの「その他」の中には私たちも精神障がい者も含まれることでしょう。精神科病院に入院している患者さんの平均年齢は50歳代後半といったところでしょうが，「2025年問題」が事実化するまではあと10数年しかありません。そのとき，この患者さんたちはどこに行くのでしょうか。いままでのように，身体疾患が生じたので，その治療のために他院に転院するということが可能でしょうか。これまでのとおりの精神科医療は続くという保障は，どこにもありません。

　私が東京都立松沢病院に入職したのは昭和53年のことですが，その当時，病院の周辺に退院した患者さんが600人ぐらい単身世帯を形成していたのです。いまでいう退院調整を行ったのです。私が病院に入職したのはその後のことで，先輩たちからは「もう退院できる患者さんはいない」「寝た子は起こすな」と言われていました。患者さんたちにとっては，病院にいることがある種の終着点だ，先輩方はそう考えていました。後で詳しく述べますが，私が入職する20年ぐらい前，つまり50年ぐらい前に日精看で行われた看護研究発表会での松沢病院からの報告には私が退院調整や地域支援に関してこれまで語ってきたようなことが書かれています。ということは，50年間ほとんど状況は変わっていないのか，と悲観的に考えそうになりますが，先ほどお話したように，精神科病院が成り立っている仕組み，私たち精神科の看護師が働いているその仕組みさえ変われば，状況は変わっていくし，変えていくことができるのです。

基調講演　**精神科看護の本質と社会的意義（前半）**

私たちのケアへの評価，その難しさについて

次に，私たちのケアへの評価について考えてみたいと思います。これはなかなか難しい問題です。ケアにおいては相互性＝相互作用に意味と価値があるといわれます。しかし，もし患者さんから，「看護にそこまで考えてもらわなくていい。そっとしておいてくれ」という希望があれば，それにもとづいて自分たちの看護を考えていかなければなりません。つまりケアを行うかどうかは，自分たちだけでは決められない面があるのです。また，患者さんは，自分が希望していることを話す場合もあるし，話さない場合もあります。特に意見がないという場合もありますし，話したくないという場合もあります。ですから私たちのケアへの評価を単純には定められません。評価以前に，ケア・サービスにはそうした特徴があることをどのように盛り込むのかを考える必要があると思います。

少し視点を変えてお話します。今後の医療・介護サービスの需要と供給（必要ベッド数）の見込みについてですが，2025（平成37）年には27万床というシナリオ（改革シナリオ）という目算もあれば，同じ年で37万床というシナリオもあります（現状投影シナリオ）。ベッド数はこのまま減少してい

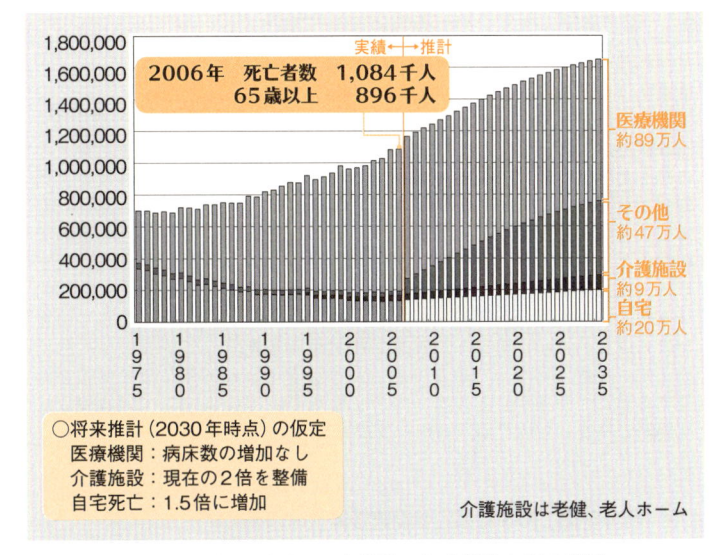

図1　死亡場所別、死亡者数の年次推移と将来推計
【資料】
2006年（平成18年）までの実績は厚生労働省「人口動態統計」
2007年（平成19年）以降の推計は国立社会保障・人口問題研究所「人口統計資料集（2006年度版）」から推定

くと考える人もいれば，認知症の患者さんがその減った病床に入院するだろうという人もいる。このように私たちが患者さんと相対する場所についての議論はまだ答えが出ていません。私たちの行う具体的なケアについて考える際の困難さの一端はこのような現状にもあると思います。

ケアの相互作用によって私たちの商品価値はある程度は決まります。そこでは退院という「アウトプット＝成果」も重要となりますが，看護の場合，「どういう過程を共有できたか」が大切になります。そして，患者さんがケアを受けることによる「満足」，ケア提供者への信頼などの要素が「アウトプット＝成果」に影響す

るということになります。しかしこの「満足」というのも，簡単には測ることはできません。「満足」にはきちんと相手が認識して言葉にできる「満足」もあれば，口には出さずに「なんとなくよいと思う」という程度の「満足」があります。つまり，さまざまなレベルがあるのです。どのレベルの「満足」に焦点を合わせて評価するべきか，まだ合意はできていないし，一般的な経済学では分析しきれない問題なのです。

私の個人的な思いから言えば，精神科看護の仕事は過酷であるのに，給料は他の職業と比べると低く抑えられています。これは不公平だと思います。これも評価であり制度なのですよね。だ

表1　患者負傷に関する第三者調査委員会報告①

> 精神医療センターの組織と職員に関する提言
> 硬直化した組織の変革を
> 　5つのグループインタビューから浮かび上がったのは、「患者への対応」「職場の人間関係」についての問題点の多くは、当該精神医療センターのみならず歴史があり職員の移動が少ない単科公立精神病院（あるいは民間精神病院）に共通する問題なのではないかと思われる。(中略)前例、慣行が十分な検討もなく最優先され、新しい考え方に目を向け、それを取り入れる意欲を失った状態が組織の硬直化である。硬直化を抜け出すには、組織のあり方、職務内容、構成員のものの考え方や行動、暗黙のルール、前例、慣行、不文律等さまざまなことを見直し、改革していかなければならない。しかし、組織の硬直化をもたらしているのは、目に見えず、文書にもなっていない形として示すことの困難な非言語的な部分であることが多い。したがって、文章化されているマニュアルの改訂や規則の見直しだけでは、組織の改革は望めないだろう。

表2　患者負傷に関する第三者調査委員会報告②

> 精神科医療・看護のあり方について
> 精神科医療・看護の基本の再点検、目標設定
> 　「長期入院患者の退院促進に関わることで看護の力を実感し、この仕事に誇りを持てた」とインタビューに答えた看護師がいた。この発言は、日々のルーチンケアをこなすだけでなく目標をもって看護にあたることで個々の看護師の志気が上がり組織が活性化することを示している。何を医療・看護の軸に据えて患者と関わるのか、全職員が行動指針とすべき共通目標は何かを明確にしなければならないのではないか。

から、私たちが政治に対して行う意志表示が大事になってくるわけです。

見つめなければ見えないこと

　精神科看護の本質と社会的意義について考える際に、触れておかねばならないことがあります。2011年9月に発覚した新潟県立精神医療センターの事件です。事件は入院中の30代の男性患者が、少なくとも10か所の骨折や全身打撲などの不審なけがを負っていたことが院長の記者会見で明らかになりました。男性患者は命に別条はなく経過観察中であり、第三者に暴行、虐待を受けたのは確実としてセンターは長岡署に届け出をしました。男性患者は直接の担当ではない男性看護師3人の名前をあげ「殴られた」と話していましたが、センターは「興奮状態で一貫性がないので信ぴょう性には疑問が残る。あとは警察にすべて任せている」としていました。その後、病院で行う調査に限界があり、県としてもきちんと検証していかねばならない問題として、第三者調査委員会が発足しました。協会からは吉浜文洋理事が委員会に参加しています。

　調査の結果、自傷や事故の可能性は低く、看護師の関与が疑われるとして、氏名不詳のまま起訴されました。調査の過程では、男女8名が加害行為者として名前があがりましたが、調査期間中にそのうち1名が自殺しました。公式文書によるとこの看護師は「まじめで、患者の回復のために熱心に看護を行い、患者が迷惑な行動をくり返し行ったときに、そのような行為に至った」と自責の念を述べたそうです。そして残した遺書の最後を「全体像がはっきりすることを願っている」と結びました。この言葉は新潟県立精神医療センターの職員だけではなくて、私たち精神科の看護師すべてに託された手紙だと思います。協会もそういう判断をしております。

　第三者調査委員会の提言の主なものを表1～4にあげます。またこのほか、調査報告の中には「長期入院患者さんの退院支援に携わることで、この仕事への誇りをもてた」という看護師もいました。ということは、自分がなんらかの目的をもって患者さんにかかわらなければ、毎日の仕事には誇りがもてないということが推測されます。だとすれば、全職員が行動指針とする共通目標とは何かを明確にしていかなければなりません。つまり、病院自体がどのような医療・ケアを提供していくのかということを、みんなで考えていく、極端に言

基調講演　精神科看護の本質と社会的意義（前半）

えば患者さんも含めて考えていく必要があるのではないでしょうか。

ともかく，この第三者委員会の報告書を読むと「切ない」という言葉が浮かびます。同時に，この看護師の遺書は，私たちに希望を託しているようにも思います。私たちはこの事件について，「自分も同じようにしてしまうかもしれない」と受け止めることができるでしょうか。すべての精神科病院で同じ状況が起こる可能性がありますが，「自分ならどのようにしたのか」ということを考えることを抜きに，精神科の看護師としての，専門職としての社会的な意義を論じることはできませんし，それが彼の死を無駄にしないことだと思います。

また，日本精神科看護技術協会の社会的意義の1つはここにあると思います。仲間をつくること。仲間で支えあうこと。教育活動を展開して市民生活に寄与する「専門職のあり方を問い続けていくこと」も，公益性に向けた重要な意味だと思います。精神科にかかわる仕事は，個人で受け止めるにはあまりに大きく重い課題であることをあらためて述べておきたいと思います。

実践の「問い」は，いまも継続している

みなさんご存じのF.ナイチンゲールは，『看護覚え書（1860年）』

表3　患者負傷に関する第三者調査委員会報告③

対処困難な患者に関わる看護師のストレス軽減への配慮を

負傷した患者は，さまざまな問題を起こし，対処が困難であったといわれている。そして，長期在院となり退院のめどが立たなかった。この患者へは多くの看護職員がストレスを感じ陰性感情を持っていた。このような患者の受け持ち看護師は，患者の問題行動をコントロールできないことを自分の責任と感じ，自責感，無力感を持ちがちである。したがって，受け持ち体制について病棟管理者は配慮する必要がある。

看護師を孤立させることがないよう，病棟でのサポート対処困難とされる患者へは，2人以上の看護師を受け持ちにする，あるいは多職種を含めた受け持ちチームを編成するなどの手立てによって精神的負担軽減する手立てが必要だろう。

表4　患者負傷に関する第三者調査委員会報告④

- **視点変換のための諸技法の活用を**

くり返し「問題」が起きる対処困難な患者のカンファレンスでは，関係者の思い込みをいかにほぐしていくかという観点が重要だろう。同じ「問題」がくり返されている場合には，それまで解決のためになされてきたケアに注目する必要がある。

それまで解決策と思いこんでいたことが，患者との関係を悪化させ同様の「問題」行動に回帰していくという悪循環が起きていることがあるか。

この患者へは多くの看護職員がストレスを感じ陰性感情をもっていた。このような患者の受け持ち看護師は，患者の問題行動をコントロールできないことを自分の責任と感じ，自責感，無力感を持ちがちである。したがって，受け持ち体制について病棟管理者配慮する必要がある。多職種を含めた受け持ちチームを編成するなどの手立てによって精神的負担軽減する手立てが必要だろう。

で有名ですが，一方であまり有名ではない『病院覚え書（1863年）』という本もあります。これは偉大な本で，ナイチンゲールは，「病気が治って，病院にいる必要がなくなった人は，退院させなさい」はっきりと書いています。そしてそのとき看護師は，退院する人に家がなければ見つけられるように，あるいは作ることができるように，担当の人を看護師が探して，その人たちにつなぐ，コーディネートをしなさいと書いてあるのです。150年以上前に書かれた本に，そう書いてあるのです。当時，病院の数も

限られた中で，そうしたことに気づいている人がいるわけです。私たちはこのことから学ぶべきことは多いと思います。

昭和33年6月1日に，日本精神科看護技術協会の前身の，日本精神科看護協会が第1回研究発表会を三重県で開催したときの抄録です。ここに先ほど少し触れました都立松沢病院の研究が載っています。研究発表のテーマは『無為閉居の患者を如何に動かしたか』。内容は80名の患者を10名の看護人（看護師・看護助手）でレクリエーションを中心に院内外の活動を行った，という経過報

告記録です（ちなみに私が入職した当時にもこの10人のうち，8人の人が現役でした。定年がなかったんですね）。最初に話した「寝た子を起こすな」と私に言った人も看護長になっておられましたがこのメンバーです。「この看護長はやる気がないのかな」と思っていましたが，このような研究をやっていたんですね。

そしてこの研究発表がすごいのです。少し引用してみます。

「その大部分の人達が家庭からの連絡文通もなく，いわば肉親から見離され，終日ごろごろと寝ころんだままで居たり，或いは廊下につったったり，病室の片隅にうずくまったきりで，暗い毎日をくりかえし此の世の終わりを待つばかりの人達でありました」

「この世の終わりを待つばかり」。すごい表現です。当時の看護人たちは「このままではいけない」と思ったわけです。レクリエーションを試みるのですが，歩けない人はリヤカーに乗せたとも書いてあります。驚いたことに，昼間に外に出てお弁当を食べるのなどは，レクリエーションではない，ということも書いてあります。何をしたかというと，新宿の夜景を見に行き，てんぷらを食べて帰ってきた，というのです。「くたくたになったけど，患者さんたちは活気づいた」などと書いてあるのです。いまでは病院ではこうしたことはなかなかできないでしょう。この看護人たちは何かふっきれたのだと思います。そして何かに気がついたのだと思います。

もっと驚いたのはこう書かれていることです。

「患者の動きそのものが，私たちの刺激になり，励みとなった」

「この自信から私達は今迄の消極的な看護の有り方について反省し，もっと治療に大きな影響を及ぼす様な，積極的な看護について，新しい希望と抱負を持つものであります」

患者さんの反応が，励みとなったと書いてあるのです。この研究に取り組んだことが，励みになったなどは，いまでは書けないでしょう。でも，50年以上前の看護人たちはそう書いているのです。もちろんいまの水準からすれば，「研究」というよりは，実践報告みたいなものです。しかし，私たち看護者の大先輩であるこの看護人たちが，50年も前に，どうしてそうせざるを得ないと思ったのか。その動機は，現代の私たちもしっかりと考えていく必要があると思います（次号続く）。

特別記事

視察報告：カリフォルニア洲サンフランシスコ市におけるNPの活動
第1回　グライドクリニック

内野小百合[1]　松下年子[2]
うちの　さゆり　　まつした　としこ

1) 東京女子医科大学大学院看護学研究科 博士後期課程
2) 横浜市立大学医学研究科看護学専攻・医学部看護学科 教授

視察報告にあたって（松下）

　われわれは2012年11月4日から11日にかけて，米国カリフォルニア州サンフランシスコ市を訪れ，ナースプラクティッショナー（Nurse Practitioner：以下，NP）の活動を視察した。NPの活動および裁量権は州によって大きく異なるが，カルフォルニア州では，処方，診断，検査指示などに関してNPが果たす役割は比較的大きい。そうしたなかで今回，特に関心深かったのは，コミュニティにおいて精神科医と精神NP，さらに精神以外のNPが見事な連携をもって，プライマリーケアから急性期医療まで，また一般医療（身体科医療）から精神科医療まで，さらに統合失調圏からアディクションまで，網羅的に担う様であった。住民のNPに対する信頼は厚く，日本であれば，「私の幼いころからの主治医（家庭医）は〇〇先生です」というのと同じように，「自分のNPは……」という言葉が聞かれる。それだけ，米国におけるNPの歴史は長いということである。

　ちなみにNPのスタートは，コロラド大学の小児科でNP講座が始まった1965年に遡る。1998年には米国の全州で，NPの医療行為が診療報酬の対象となった。現在325の大学（院）において年間3,000人のNPが育成されており，2013年6月現在におけるNPの数は16万7,000人を超す。クリニカルナーススペシャリスト（Clinical Nurse Specialist：以下，CNS）をはじめとする他の高度実践看護師（Advanced Practice Nurse：以下，APN）（助産師，麻酔看護師）を含めると，およそ10名に1名がAPNに相当するという。近年では，博士課程の修了を条件とするDNP（Doctor Nurse Practitioner）もたくさん輩出されつつある。

　米国においてこれほどまでにNPなどのAPNが浸透した背景には，広大な土地（医療過疎）と医師不足，経済的事情などの社会文化的事情があったことはおおよそ推察できるが，国民のニーズに答えるために，看護界がみずからの専門性を保障するための教育体系を積極的に築いてきたことも寄与していよう。わが国でもここ数年，看護師の業務拡大などが論議されているが，将来の看護職者の専門性と実践，教育システムをイメージするにあたり米国のNPを参照しないという手はない。

　今回から4回に渡り，3つの視察先，NPが運営するクリニックである「グライドヘルスサービス（Glide Health Services）」，急性期の精神疾患患者を受け入れる中間施設である「シュレイダーハウス（Shrader House）」，薬物依存者の治療居住施設である「ジョーヘリー・メディカル解毒所（Joe Healy Medical Detoxification）」について報告し，最後にUCLA（University of

特別記事

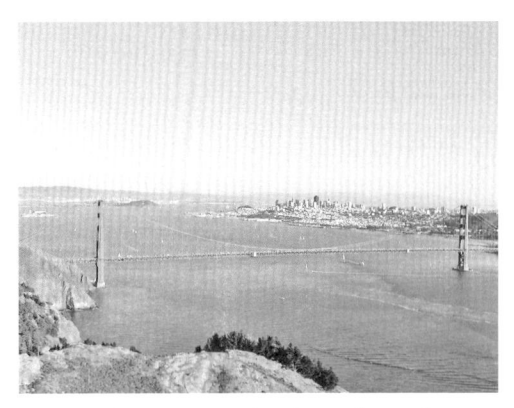

写真1　ゴールデンゲートブリッジ

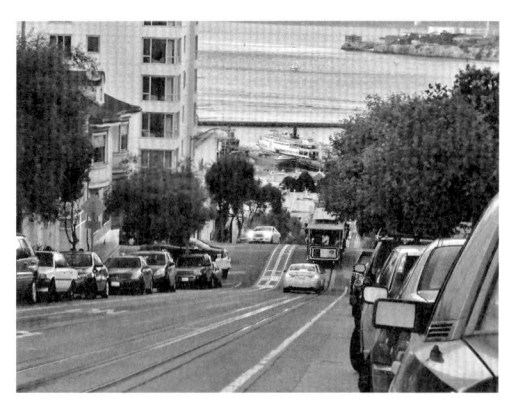

写真2　市内を走るケーブルカー

California, Los Angeles）の精神看護学教授リンダ先生（Dr. Linda Chafets）より講義いただいたGAF（The Global Assessment of Functioning）のトレーニング法について紹介したい。

サンフランシスコ市とグライドの健康管理サービス

　1回目の今回は，サンフランスシスコ市にあるNPが主体となって運営するクリニック「グライドヘルスサービス」（以下，グライドクリニック）の概要と，そこで働くNPの役割・使命などについて紹介していくことにする。

1）サンフランシスコ市の概要

　まず，サンフランシスコ市そのものについて概説しておこう。サンフランシスコ市は，アメリカ合衆国西海岸にあるカリフォルニア州北部に位置する大都市であり，カリファルニア州の経済，工業の中心地として知られる。地中海性気候の穏やかな気候と，ゴールデンゲートブリッジ（写真1）や市内を走るケーブルカー（写真2）で有名な人気の高い観光地でもある。サンフランシスコ市自体の人口は80万人であるが，対岸や南岸の都市を含めたサンフランシスコ・ベイエリア（サンフランシスコとオークランド，サンノゼなどの近郊都市を含む）の人口は700万人に上り，全米で第6位の広域都市圏である。住民は白人が49.7％，黒人が7.8％，ネイティブ・アメリカン0.5％，アジア30.8％，太平洋諸島系0.5％，その他6.5％，混血が4.3％であり，多国籍出身者によって構成された都市といえる。シリコンバレーを中心にIT企業が集まり，サンフランシスコ大学やカリフォルニア大学などの大学も多く，米国が誇りうる国際的かつ学際的都市の1つともいえよう。

　一方で，貧困線（Poverty lineないしPoverty threshold）とは，世界銀行によって設定された「1日1.25ドル以下で生活している層」という基準であるが，サンフランシスコ市の住民の11.3％および世帯の7.8％，18歳未満の13.5％および65歳以上の10.5％は，この貧困線以下の生活を送っている。なかでも移民労働者の貧困は問題となっている。

　ちなみに，相対的貧困率（世帯所得をもとに国民1人1人の所得を計算して順番に並べ，真

ん中の人の所得の半分に満たない人の割合）という指標もあるが，米国の相対的貧困率は17.1％，日本のそれは15.3％だという。

2）グライドの健康管理サービスとは

次に，グライドの健康管理サービスについて紹介する。グライドの健康管理サービスとは，世界的にも有名な社会的奉仕活動を続けているグライド基金（Glide Foundation）の活動の1つであり，基金はCecil WilliamsとJanice Mirikitani夫妻によって1965年に設立されたものである。この基金により，サンフランシスコ市の低所得者を対象に貧困，暴力，薬物や麻薬中毒，自尊心の欠如につながるような諸問題に総合的なサービスが提供されている。

具体的な活動としては，①無料の食事プログラム，②子どものケア，③医療的緊急時の窓口対応，④貧困女性へのサポート，⑤住居サポート，⑥健康管理サービス，⑦若者への健康教育と就職支援の7つがある。余談になるが，2006年に上演されたウィル・スミス主演の映画『The Pursuit of Happyness（邦題「幸せの力」）』は，このグライドの活動によって成功をおさめた実在の人物の話である。

グライドクリニックの概要

1）健康管理サービスの詳細

さて，今回私たちが訪れたのは，グライド基金における6つ目の活動にあたる健康管理サービスを提供しているグライドクリニックである。クリニックは，グライドメソジスト教会の教区にある建物の一部にあったが，その地下では，ホームレスに対して1日3,000食の無料の食事が提供され，1階では，就職サポートのための職業訓練やカウンセリングがなされていた。日本でイメージされる「クリニック」とはかなり異なる。

グライドクリニックの健康管理サービスについて，ここで働くNPのカレン・ヒルさん（写真3）から話を伺った。カレンさんは看護師資格，看護学修士の学位，NPの資格をもち，今年（2013年）6月には，研究博士（Ph.D）を取得する予定であるという。

健康管理サービスの詳細であるが，外来診療において，①身体疾患のプライマリーケア（一般診療），②精神科外来，③ケースマネジメント（グライド基金による就職支援や女性・子どもへのサポートとの連携），④感染症外来，⑤ウェルネスセンターにおける一般健康教育，⑥ヨガなどの集団プログラムが行われている。対象となるのは，サンフランシスコ市の低所得者やホームレスなど，保険がないために通常の医療を受けられない人々である。糖尿病などの生活習慣病とともに，結核，HIV感染，精神疾患や薬物中毒の問題を抱えている人も多い。

2）外来・待ち合い室

グライドの外来を訪れる人は，1日60～70名，年間約3,000名に上る。診察を担う医師，NPは計9名であるが，診療活動の9割はNPに任されている。NPの専門領域は，成人看護，家族看護，精神科看護であるが，成人NPはみな，大学院の授業で精神科アセスメントを必須科目として履修している。診察時間は1人あたり20～30分，NPも簡単な検査指示や処方が可能である（クリニック内で検査，処方ができる）。写真4は外来の受付である。なお待合室（写真

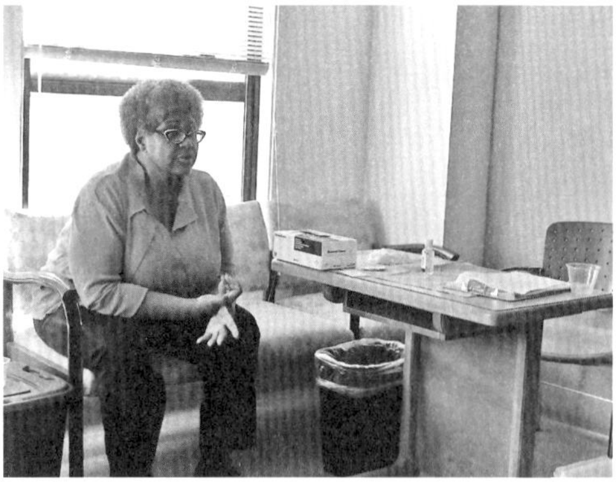

写真3　スタッフのカレン・ヒルさん

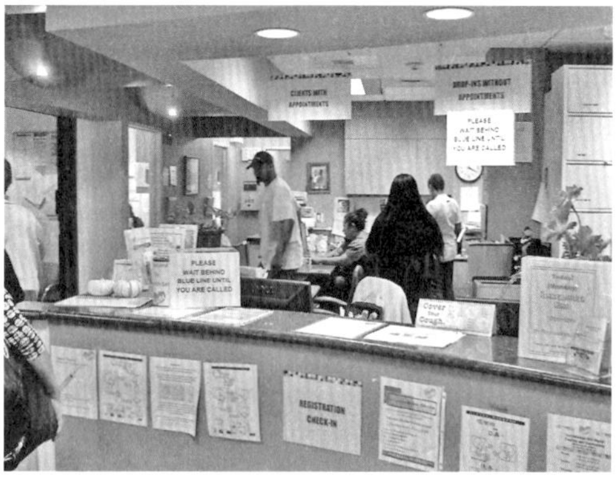

写真4　外来の受付

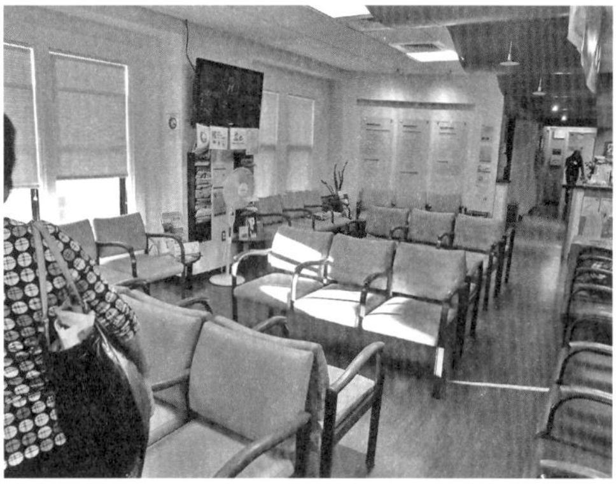

写真5　待ち合い室

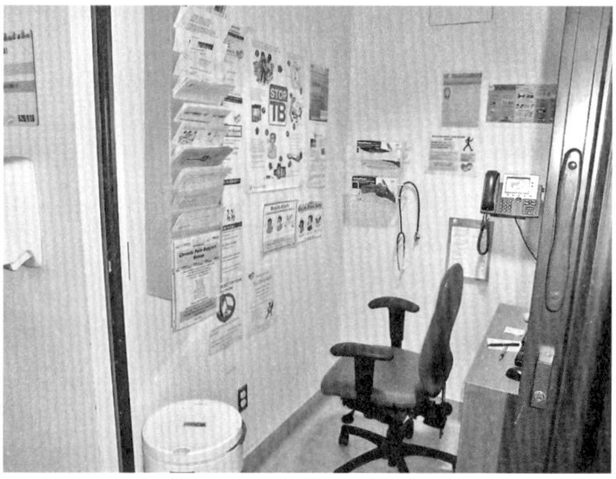

写真6　感染症ブース

5）には，ゆったりと座れる椅子が並べられており，大きなTV画面では，健康教育に関する映像が流されている。壁には健康に関するパンフレットや，ウェルネスセンターで行われるプログラムのチラシなどが貼付されており，貴重な医療情報の提供場となっていた。

2）感染症関連の個室

感染症関連の個室（写真6）では各種予防接種ができるとともに，HIVのスクリーニング検査やカウンセリングを受けることができる。薬物使用と感染症の問題が合併していることが多いため，ハーム・リダクションの理念（ある行動によって生じている健康被害を行動変容などによって予防または軽減させること。少しでも被害を軽減させることを最重要課題とする方針のこと）を導入し，週に1度，清潔な針を配布する活動も行っている[注1]。この活動によりHIVの罹患率抑制に一定の成果が見いだせているという。

4）ウェルネスセンター

次に，ウェルネスセンター（写真7）であるが，内部には広いスペースの部屋が2つ設けら

れており，アクティビティやグループ教育のプログラムが行われている。アクティビティの中にはヨガや太極拳，針などの東洋医学を取り入れたプログラムもある。

糖尿病の患者さんのために，写真つきの料理本を利用して食事療法の教育を行うこともある。多国籍出身の住民に合わせて，料理の種類や内容はそれぞれの食文化に配慮したものであった。また，清潔の重要性を教育するプログラムでは，出席者に企業から提供されたシャンプーや石鹸を「参加賞」として配布し，プログラムへの参加動機を促すような工夫がなされている。なお，サンフランシスコ市では，企業の慈善事業が奨励されているのみならず義務づけられており，募金だけではなく，現物提供が求められることも少なくないそうである。

連携と経済的側面

また，グライドクリニックは他の複数の施設と連携しており，保険がない受診患者さんにCTやMRIなどの検査が必要となった場合にはサンフランシスコ市立病院に送り，低費用で検査が受けられるようになっている。手術や入院が必要になった場合も，地域のクリニックが運営する協会で，受け入れ先を探してもらえるようなシステムが出来上がっている。最近では電子カルテが導入され，情報交換が随分と楽になったとカレンさんは語った。

さらにグライドクリニックは，カリフォルニア州立大学サンフランシスコ校の看護学部（大学院）とも連携しており，NPでもある看護学部の教授が，当クリニックに赴いて診察を行うとともに，NPをめざす大学院生が臨床実習の

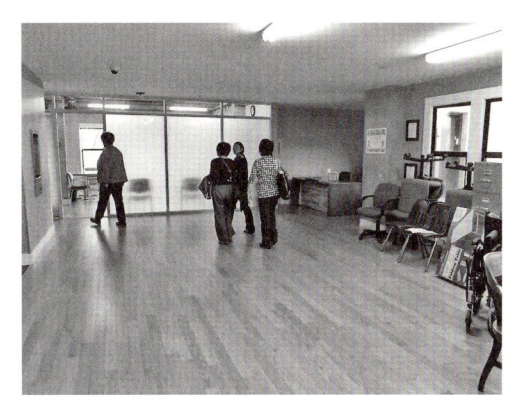

写真7　ウェルネスセンター

場としても利用していた。このようにグライドクリニックと多くの施設が連携することによって，患者さんや利用者の安全を守るとともに，より多様なサービスの提供をめざしているという。

ところで，グライドクリニックの経営者は，DNP（看護実践博士の資格をもつNP）である。サンフランシスコ市では，医師と電話連絡が可能という条件を満たせばNPの開業が認められているのだ。そのため，カレンさんがいうには「ここではNPが医師を雇っています」ということ，診療報酬は医師が100%とすると，NPは80%位である。

1人の患者さんが通常診療を受けた場合，カリフォルニア州では1回につき187ドル（18,000円程度：1＄95円換算）かかるそうであるが，グライドクリニックではそれらの費用がグライド基金から支払われるため，患者さんが医療費を支払う必要はない。また，NPが診療した場合は149.6ドル（約14,000円）と医療費を医師よりも低く抑えることができる。

またグライドクリニックでは，患者さんや利用者の「羞恥心を少なくすること」「自尊心を

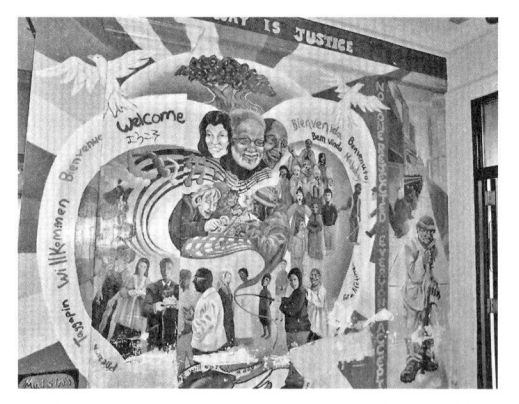

写真8　クリニックの入り口に掲げられた絵

高めること」を最大のポリシーとしており，低所得者ゆえに質の悪いサービスや対応がなされるようなことがないよう心がけられている。グライドクリニックには，その51％を利用者が占めるという委員会が設けられており，そこではサービス向上のための話しあいや，4か月に1度，NPの対応や環境に関する評価がなされている。

グライドクリニックの利用者は18歳から75歳であり，なかでも35歳から55歳の年齢層が多い。また18歳から働いているが，保険がなく医療も受けられない方の割合が高い。ある保険会社の研究では，18歳以前に困難な生活環境（貧困，虐待，家庭内での麻薬，ホームレス）を経験している場合，就労が難しく仕事中の怪我が多い，さらにがんやDM，心筋梗塞，自殺，アルコールなどの健康問題も多い，という結果が報告されたという。子どものころのつらい体験に加え，健康に配慮する知識や機会がないことにより，偏った食生活や生活習慣につながり，身体の不調を招いてしまうといえる。

このような利用者に対し，NPは関係を築きつつ，清潔保持の教育や栄養教育，アルコール・薬物中毒リハビリプログラムを行っている。集団教育によって，利用者や患者同士の交流や情報交換ができることも効果的であるそうだ。あるホームレスの青年は，集団教育に通ううちに，きちんと就職したいという希望を話すようになり，就労支援でパソコン訓練に行きはじめるようになったという。また，あるフィリピン女性は，夫と子どもを残して出稼ぎに来ていたところ，帰りたくなくなり違法滞在していた。グライドクリニックを時折利用していたが，子どもの結婚式をきっかけにフィリピンに帰ったという。後に違法滞在中に医療が受けられたこと，心の支えになったことを綴った感謝の手紙を送ってくれたそうである。このように，多くの利用者，患者からNPは感謝されているということであった。

最後にカレンさんは，NPが教育することによって健康問題は変化しうること，患者さんは教育を受ける権利を有していることを，篤い思いで強調していた。

NPという存在とその役割

以上，NPが活躍するようになってきた背景を知り，NPの実践や活躍を直接目にすることでわれわれは，NPがその広い活動を通じて住民の健康を守るキーパーソン的な役割を果たしていることを実感した。ある米国における研究では，医師と比較し，NPの介入は患者満足度が高く，医療訴訟が減ったという結果が報告されている[注2]。とりわけ，保険のない低所得者層やホームレスの人に対して，医師よりも安価かつ個人の生活全体を視野に入れた質の高いサービスを提供できることから，NPは彼らの

守護神的な役割も担っているといえる。

　NPに対する住民の期待，ニーズが高いことはいうまでもない。またNPは，対象者の尊厳を大切にしたかかわりを基盤に，かつ対象者を疾患モデルや脆弱モデルではなくストレングスモデルやレジリエンスモデルでとらえ，包括的なアプローチを実践していた。これらのアプローチを通して対象者の生活全般は変化することを可能にしていく，そうした強い信念をもって対象者に臨むNPの姿が一連の視察のなかで印象的であった。グライドクリニックの出入り口にかけてある絵は，まさにそれを象徴するものといえよう（写真8）。

〈引用・参考文献〉
1）中島緑：米国のナースプラクティショナーの活動と教育（特例社団法人日本精神科看護技術協会主催研修会資料）．2011.3.5.
2）深沢範子，山田恵己：高度実践看護師視察研修ツアー 米国 Sun Francisco CA における視察．2010年度 慶應義塾大学湘南藤沢学会「シンポジウム・研究ネットワークミーティング基金」報告書．

〈注釈〉
注1）薬物依存症者が不潔な注射器を使用して感染症を併発することを防ぐことを目的としている。
注2）この研究はNP紹介の研修資料，視察訪問時の紹介資料にもとづくものであり，NPに関する研究については，http://www.aanp.org/all-about-nps/what-is-an-np をご参照いただきたい。

実践レポート

地域活動支援センターにおける心理教育的アプローチを用いた睡眠健康教育の試み

四国大学看護学部看護学科
講師（徳島県徳島市）
藤代知美
ふじしろ ともみ

徳島文理大学保健福祉学部看護学科
講師（徳島県徳島市）
藤森由子
ふじもり よしこ

はじめに

精神疾患においては不眠を伴うことが多く，そのためには疾患の治療が優先であると言われている[1]。しかし，精神科病棟内での運動や日光浴といった生活習慣への働きかけによって不眠が改善したという実践報告が数多くなされており[2][3]，精神障がい者の睡眠を整えるうえで看護の役割は大きいと考える。

地域で生活する精神障がい者においては，生活や健康を維持するために睡眠時間を確保するよう自己管理していることが報告されており[4]，睡眠状態を整えることは地域での生活を継続していくうえで重要なことであることがわかる。筆者らが活動する地域活動支援センターにおいても，睡眠不足で作業を行うことができなかったり，通所できなかったりするなど，睡眠に関して困難を抱えている利用者がいる。社会参加を促進し，生活の質を高めるため，地域で睡眠状態を整えるための看護介入方法を検討することが必要であると考えた。

近年，睡眠を生活習慣としてとらえる動きが高まり，2003（平成15）年度より睡眠に関する地域保健活動開発事業を日本看護協会が実施し，全国の保健師が活用している[4]。特に地域で生活する高齢者の睡眠教育は発展しており，短時間の昼寝や運動を習慣づけるための睡眠健康教育の効果が明らかにされているが[5]，精神科におけるこのような報告はこれまでにない。一方で，精神科においては仲間とともに話しあい，対処方法を習得する心理教育が普及している。そこで心理教育的アプローチの手法を用いた睡眠健康教育を精神障がい者に実践することで，睡眠健康教育の効果がはかれないかと考え，実践を試みたので報告する。

研究目的

ある地域活動支援センターに通所する精神障がい者を対象とし，心理教育的アプローチの手法を用いた睡眠健康教育を実施し，主観的睡眠感によって評価する。

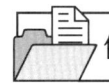

倫理的配慮

実践に先立ち研究の目的と方法，研究参加・

不参加・中断の自由，プライバシーの保護，データ管理方法，公表の際の匿名性の保持，研究参加による利益と不利益について研究者が書面を用いて説明し，同意書を得た。また，実践を行う地域活動支援センターの管理者の許可を得て行った。

研究方法

本研究は実践報告である。実践方法と実践の評価方法を以下に記載する。

1）実践方法

まず，文献検討により情報提供を行うためのパンフレットを作成し，精神科医の協力により修正を加えた。このパンフレットを使用しながら，看護師3名が以下の手順で睡眠健康教育を実施した。

①グループのルールと進め方を読む，②ウォーミングアップとしてよく眠るためにしている工夫や自慢を全員が一言ずつ述べる，③パンフレットを用いた情報提供を行う，④休憩，⑤睡眠に関して解決したい問題を1つ決め，参加者全員で解決方法を話しあう，⑥感想を一言ずつ述べる。

2）実践の評価方法

開始時と1か月後の心理教育の際に，主観的睡眠感から不眠の程度を測定するアテネ不眠尺度を用いて評価を行った。アテネ不眠尺度とは，世界保健機構が中心になって設立した「睡眠と健康に関する世界プロジェクト」が作成した不眠症判定法であり，今回は太田[6]によって翻訳された質問紙を用いた。質問紙の内容は，寝つき，中途覚醒，早朝覚醒，睡眠時間，睡眠の質，日中の気分，日中の活動，日中の眠気である。それぞれ4段階評価となっており，合計得点が6点以上は「不眠症の疑いあり」，4〜5点は「不眠症の疑いが少しある」，4点未満は「睡眠障害の心配なし」を示している。回収された評価表は，SPSS（ver.20）を用い，実施前と実施後の合計点の記述統計とその差の検定を行った。

また，睡眠健康教育実施前後の処方薬の変更の有無について確認した。

結果

実践は平成22年10月に行った。評価は，定期的に実施している心理教育の際に行ったため，実践から44日後となった。以下に実践内容と評価結果を説明する。

1）実践内容

今回の睡眠健康教育は，ボランティア団体が運営するNPO法人地域活動支援センターに通所し，毎月1回2時間実施している心理教育に参加している利用者のうち12名に対して行った。12名のうち研究に同意の得られた10名は，男性7名，女性3名であった。年齢は33歳から52歳で，平均年齢は39.1歳，通所期間は36か月から132か月で平均93.6か月（7年9か月）であった。告知されている病名は表1のように，統合失調症6名，双極性障害1名，てんかん2

実践レポート

表1　参加者の病名

病名	人数
統合失調症	6名
てんかん	2名
双極性障害	1名
その他	1名

名，その他1名であった。また，実施後に処方薬が変更になった参加者は1名であった。

具体的な実施状況を，情報提供と話しあいの2つに分け，以下に説明する。

(1) 情報の提供

内山[7]，尾崎[8]のガイドラインを中心とし精神科医の助言を得て作成したパンフレットを使用し，初めの1時間は対話形式で情報提供を行った。パンフレットの内容は図1に示したとおりであり，「眠ることにこだわらない」「寝る前には自分なりのリラックス法」などの全8項目である。また，資料1は参加者が特に興味を示した実際のパンフレットの一部である。

参加者からは，生活上の工夫をしても効かない場合の不眠は重症なのか，なぜ途中で目が覚めるのか，規則的な朝食の摂取以外に食事内容ではどのようなことに気をつければよいのか，運動はどのくらいすればよいのか，就寝前薬は何時に飲むのか，薬の飲み忘れはどのようにして予防すればよいか，日中の眠気が強いがどうすればよいか，という内容について質問が上がった。筆者らが補足説明するとともに，意見交換を促した。

(2) 話しあい

提供された情報や質問の内容をもとに話し

- 朝の光で体内時計をスイッチオン．就床時間にこだわらない，眠たくなってから床につく
- 眠ることにこだわらない
- 寝る前には自分なりのリラックス法
- 必要以上に床の中で過ごさない
- 昼寝をするなら，午後3時前の20〜30分．夕方以降の昼寝は夜の睡眠に悪影響
- 夕食後にカフェインやタバコのような刺激物を避ける
- 規則正しい3度の食事，規則的な運動習慣
- 睡眠薬は医師の指示で正しく使えば安心（内服後の就床のすすめ，頓服薬の飲み方）

図1　パンフレットの内容

あいたいテーマを決め，全員で約1時間話しあった。テーマとして決まったのは，「中途覚醒しないための夕方以降の飲み物の工夫」であった。話しあいの結果，参加者は寝る前もコーヒーや緑茶をよく飲んでいることがわかった。

次に，それぞれの参加者が行っている工夫を募った結果，寝る前にはカフェインが含まれず，利尿作用のない白湯，ミネラルウォーター，ホットミルク，カフェインレスのコーヒー，サイダー，果汁のジュース，麦茶，番茶，ほうじ茶にすることがあげられた。

また話しあいの途中で，中途覚醒時の対処についても話題となり，同じようにそれぞれの工夫を募った。その結果，中途覚醒時にタバコはあまり吸わない，動いたり考えたりしない，テレビをつけない，プロテインを飲む，といった工夫があげられた。

2) 実践の評価

今回評価の対象となったのは，実施前後に評価表に記入することができた参加者7名である。

表2　実施前後のアテネ不眠尺度の得点

ID	実施前得点	1か月後得点	実施後得点 ー実施前得点	実施後の 内服薬変更の有無
1	13	6	-7	無
2	10	4	-6	無
3	5	2	-3	無
4	6	3	-3	有
5	11	8	-3	無
6	5	5	0	無
7	5	7	2	無

結果は表2のとおりであり，7名中4名の得点が実施後に下がった。実施前と実施後の合計得点の差のWilcoxonの符号付き順位検定を行った結果，p<.05であり，両群には統計的に有意な差があることが確認された。つまり，睡眠健康教育の実施後は，睡眠障害の疑いが低くなったことが統計的に示された。

考察

心理教育的アプローチを用いた睡眠健康教育を実践し，アテネ不眠尺度を用いて評価した結果，実践の効果が認められたといえる。以下に情報提供内容の妥当性と，話しあいの効果について考察を加える。

1）提供した情報の妥当性

情報提供の際に「生活上の工夫をしても効かない場合の不眠は重症なのか」「なぜ途中で目が覚めるのか」という質問があった。今回作成したパンフレットは，健康な人に対するパンフレットを基盤として作成したため，病気と不眠の関係性についての情報が不足していたことがわかる。

また，今回のように小規模な地域活動支援センターで，さまざまな疾患の利用者が同時に睡眠健康教育に参加する場合，その疾患すべてに共通する情報を参加者全体にわかりやすく簡潔に記載することが必要である。そして，参加者すべての疾患に伴う不眠の原因についての知識が実践者に求められるため，実施する看護師に高度な知識とわかりやすく説明をする技術が要求される。また，疾患の特性と不眠との関係を理解し，生活上のかかわりを行うことができる看護師がこのような睡眠健康教育を行うことは意義があると考える。

次に，「日中の眠気が強いがどうすればよいか」という質問があった。統合失調症や双極性障害の人においては，社会復帰促進や再発予防のために，夜間の睡眠だけでなく昼寝による睡眠覚醒リズムの乱れに注意することが必要であると言われている[9]。てんかんの人も発作を誘

実践レポート

発しないために，睡眠を十分にとることは重要である[10]。さらに，いずれの疾患においても薬物療法による昼間の眠気が生じやすいため，社会参加が困難となったり，楽しみの時間が奪われるなどの生活の質が低下することも考えられる[11]。筆者らは先の研究で地域活動支援センターの通所者に，病気や薬に関する説明を主治医から聞き，納得のいく治療を獲得したいというニーズがあることを報告した[12]。これらのことから，彼らが地域で自己実現を果たし，活き活きと生活するには，眠気などの生活上の支障に関し病状と合わせて主治医と相談する方法を学ぶことが必要であると考える。

最後に，「規則的な朝食の摂取以外に食事内容ではどのようなことに気をつければよいのか」「運動はどのくらいすればよいのか」「就寝前薬は何時に飲むのか」「薬の飲み忘れはどのようにして予防すればよいか」という質問があった。統合失調症の人への指示はそのつど1つ1つ具体的に与えるのがよいと言われているように[13]，抽象的な言葉を避け，より具体的な数字や商品名を使いながら説明するのが好ましいことがあらためてわかった。

2）話しあいの効果

今回は，心理教育的アプローチを用いた睡眠健康教育を実施した。心理教育は参加者同士が話しあい，現在抱えている問題の対処方法を考えるのが特徴であり，それはよい対処はよい相互作用の中でだけ伝わるという考えにもとづいている[14]。本実践においても，参加者はみずからの工夫を提供しあい，参加者同士で知恵を分けあうという，正の相互作用が見られた。しかし，今回話しあった内容を参加者がどのように実践したのかという点について検証を行っていないため，今後は話しあった内容の実施状況を把握し，話しあいの効果についてあらためて検証していくことが必要である。

また，実施前後のアテネ不眠尺度合計得点の差の検定を行ったが，本研究では内服薬やその他の影響要因について詳細に調査を行っていない。この点についてコントロールし，調査することも今後の課題である。

おわりに

心理教育的アプローチの手法を用い，地域活動支援センターの通所者に睡眠健康教育を行った結果，疾患と不眠の関係，日中の眠気への対処方法，生活上の工夫について具体的な知識を求めていることがわかった。また，アテネ不眠尺度を用い実施前後での7名の主観的睡眠感を測定した結果，実施後に不眠の程度が改善していることがわかった。

今後の課題としては，睡眠健康教育で話しあった内容がどの程度実施されたのか検証すること，不眠の影響要因についてコントロールして評価することがあげられる。

〈謝辞〉

本研究にご協力くださいました地域活動支援センターの通所者の方々，パンフレット作成にあたってご指導いただきました四国大学看護学部森内幹先生に感謝いたします。

〈引用・参考文献〉
1）井口喬：精神疾患と睡眠障害. Pharma Medica, 18(11), p.45-48, 2000.
2）後藤広行, 坂井輝男, 丹由紀子, 他：夕方に行う15分間エクササイズがもたらす睡眠への効果. 日本看護学会論文集 精神看護, 36, p.89-91, 2005.
3）江藤由香, 肝付多美代, 久保厚子, 他：統合失調症患者の睡眠障害に対する日光浴の効果. 日本精神科看護学会誌, 50(1), p.82-83, 2007.
4）日本看護協会：睡眠に関する地域保健活動実践ガイドブック. 社団法人日本看護協会, 2006. http://www.nurse.or.jp/home/publication/pdf/senkuteki/gidebook17.pdf
5）田中秀樹, 荒川雅志, 古谷真樹, 他：生物時計の基礎と臨床4 地域における睡眠健康とその支援方法の探索的研究. 臨床脳波, 46(9), p.574-582, 2004.
6）太田龍朗：どうして私は眠れないの？ 快適睡眠88の即効レシピ. p.32-33, 技術評論社, 2006.
7）内山真：睡眠障害の対応と治療ガイドライン. 医学書院, p.3-13, 2002.
8）尾崎章子：睡眠の保健指導. 地域保健, 9, p.27-33, 2008.
9）内山真編：専門医のための精神科臨床リュミエール8 精神疾患における睡眠障害の対応と治療. 中山書店, p.226-229, 2009.
10）日本睡眠学会編：睡眠学. 朝倉書店, p.606-607, 2009.
11）前掲書9）, p.52.
12）藤代知美, 藤森由子, 國方弘子：地域活動支援センターでの心理教育的アプローチにおける通所メンバーのニーズ―グループワークにおける会話の内容分析から. 四国大学紀要自然科学編, 33, p.1-6, 2011.
13）昼田源四朗：統合失調症患者の行動特性―その支援とICF改訂増補版. 金剛出版, p.61, 2007.
14）鈴木丈, 伊藤順一郎：SSTと心理教育. 中央法規出版, p.131-149, 1997.

パンフレットの全文をご希望の方は下記のメールアドレスまでご連絡ください。
＊藤代知美
　四国大学看護学部看護学科
　t-fujishiro@shikoku-u.ac.jp

実践レポート

資料1　使用したパンフレット（一部）

みなさんからの研究論文や実践レポートを募集しています

●精神科看護に関する研究, 報告, 資料, 総説などを募集します!

*原稿の採否
 (1)投稿原稿の採否および種類は査読を経て査読委員会が決定する。
 (2)投稿原稿は原則として返却しない。

*原稿執筆の要領
 (1)投稿原稿に表紙をつけ,題名,執筆者,所属機関,住所,電話等を明記すること。
 (2)原稿はA4判の用紙に,横書きで執筆する。字数は図表を含み8000字以内とする。
 (3)原稿は新かな,算用数字を用いる。
 (4)図,表,および写真は図1,表1などの番号とタイトルをつけ,できる限り簡略化する。
 (5)文献掲載の様式。
  ①文献のうち引用文献は本文の引用箇所の肩に,1),2),3)などと番号で示し,本文原稿の最後に一括して引用番号順に掲載する。
  ②記載方法は下記の例示のごとくとする。
   ⅰ)雑誌の場合 著者名:表題名,雑誌名,巻(号),ページ,西暦年次.
   ⅱ)単行本の場合 編著者名:書名(版),ページ,発行所,西暦年次.
   ⅲ)翻訳本の場合 原著者名(訳者名):書名,ページ,発行所,西暦年次.
 (6)引用転載について。
  他の文献より図表を引用される場合は,あらかじめ著作者の了解を得てください。
  またその際,出典を図表に明記してください。

●実践レポートや報告もどんどんお寄せください!

職場での実践報告や看護の工夫などをお寄せください。テーマは問いません。研究目的,方法,結果,考察など研究論文の書式にとらわれなくても結構です。ただし,実践の看護のなかでの報告・工夫に限ります。8000字以内でまとめてください(図表・写真含む)。原稿の採否については編集委員会で検討します。

●読者のみなさんとともにつくる雑誌をめざしています。

「クローズアップの取材に来てほしい!」「こんな特集をしてほしい」「この記事は面白かった,役に立った」など,思い立ったことやご意見などもお気軽にお寄せください。お待ちしております。採用の際は原稿のデータをフロッピーなどの媒体で送っていただきます。

送付先 ㈱精神看護出版
●TEL.03-5715-3545 ●FAX.03-5715-3546
●〒140-0001 東京都品川区北品川1-13-10ストークビル北品川5F
●ＵＲＬ www.seishinkango.co.jp/
●E-mail info@seishinkango.co.jp

NEXT VISION

第44回日本看護学会・精神看護・学術集会
「メンタルヘルスへの新たなチャレンジ―こころ安らぐ社会を目指して」

> 「こころの時代」といわれる現代。メンタルヘルスの重要性が認められる一方で，こころの問題は多様化・複雑化してきている。今回は第44回日本看護学会・精神看護・学術集会長の小川惠子氏に，"こころ安らぐ社会"に向けて看護職が今後担うべき役割とは何かについて，インタビューしました。

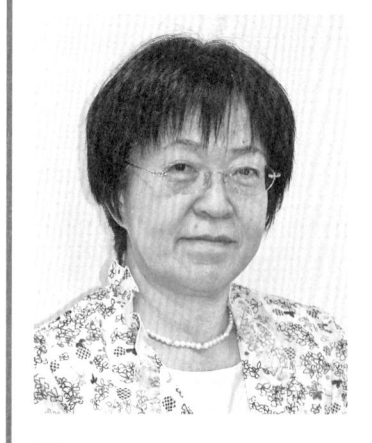

こころ安らぐ社会をめざして

「21世紀はこころの時代」といわれて久しく，こころの問題の重要性への認識が確かに広まってきているように思われます。わが国においても，古くは1995(平成7)年の精神保健福祉法の施行により精神障害をもつ方に医療のみならず福祉の両面から支援することの重要性が認められ，また今年から障害者自立支援法が障害者総合支援法（通称）として改められ，障害をもつ人と地域社会で共生するためのより手厚い支援の展開が可能になりました。国の保健医療計画の中で精神疾患が5疾病・5事業として位置づけられたことも大きな変化です。

しかし一方で，うつ病患者の増加，自殺者が減らない現状，深刻化する児童・高齢者への虐待など，こころの問題が多様化・複雑化してきているともいえます。さらに東日本大震災で被災した方々への継続的なこころのケアの必要性も説かれています。メンタルヘルスへの新たなチャレンジが求められているのではないでしょうか。群馬県看護協会ではその一環として，国の自殺対策緊急強化基金事業を受け，2011(平成23)年より自殺防止の研修会（「ゲートキーパー養成講習会」），併せて地区支部ごとにうつ病予防の研修会をはじめています。

こうしたこころの健康づくりに向けた活動は「精神科」という領域に限られるべきものではなく，広く保健・福祉・医療や地域社会の中で検討されるべき問題です。そのため，この度の学術集会では精神看護領域だけでなくさまざまな領域の看護職にご参加いただくべく，「メンタルヘルスへの新たなチャレンジ―こころ安らぐ社会を目指して」という大きなテーマを設定しました。

基本としてのこころのケア

今日，看護の領域が細分化され高度化・専門化してきていますが，私はこころのケアはその基本に据えられるべきものと考えています。生まれたばかりの乳児から終末期にある方まで，私たち看護職は24時間365日患者さんの傍らにいます。その人の「全体」を看ることを標榜する看護職は，目の前の患者さんの疾患や症状にのみ目を向けるわけにはいきません。その背後にある不安や想いを常に思い計る必要がある。そういう意味ではどの領域であれ，こころのケアは必要なこととして基底に存在しつづけるわけです。

しかし，領域の細分化や専門化はその基本をとかく見えにくくする危険性を孕んでいます。現在，特定看護師の制度化に向けた議論が進められ，看護師の特定行為に関する研修も行われていますが，それらを志向する人たちはなおのこと，その危険性を十分に意識しておく必要があるでしょう。

INTERVIEW
小川惠子 公益社団法人群馬県看護協会 会長
(おがわけいこ)

こころのケアが看護の基本であることを改めて喚起することが今学術集会の最大の目的です。

一方で、精神科看護師の方にとっては、リエゾン看護に象徴されるように、今後自分たちの役割が精神科病院でのみ完結するものではなく、他方面においても求められることを意識していただきたいと思います。本学術集会がそのための交流・相互喚起の場となることを強く願っています。

いかにして学ぶのか

こころのケアが看護の基本であるとすると、それをどのように基礎教育の中で教えていくのかという問題もあります。2010（平成22）年より新人看護職員研修が努力義務化され、本協会も県より委託を受け他施設合同研修を行っています。大規模な病院であれば相応の新人職員が入職することも考えられるため独自に研修を行うことも可能ですが、中小規模の病院にあってはそもそも新入職員が少なく、独自に研修を企画することが難しい現状があります。そのため、そうした施設の新人職員を対象とした合同研修を本協会が実施しているのです。

私が本協会の会長に着任した平成23年度より、その中に新たにメンタルヘルスを加えていただくことにしました。メンタルヘルスの重要性はもちろんのこと、数値化が不可能なためにとかく見えづらい患者さんのこころの変化をどうとらえるのかなど、単に頭で理解するだけでなく体験を通して学んでいただけるような工夫をしています。また、看護職者自身が前向きにこころのバランスを保つことが、ひいては患者さんへの安心・安全なケアの提供に結びつくことを理解してもらえるようにすることも意識しているところです。新人看護研修の課題ついては、今学術集会の交流集会でも議論していく予定です。

このように研修を通しての研鑽も求められますが、しかしそれだけでは不十分に違いありません。やはり実地で先輩の姿を見ながら学んでいくことが重要になりますが、そのためにはこころのケアの重要性を熟知した先輩看護師が現場にいなければなりません。単に薬物に詳しい、手技に長けているということではなく、いわば看護の総合力を備えた先輩看護師の存在。専門領域にのみ特化した専門性を志向するのではなく、さまざまな領域を一通り経験してみることが、そうした看護師を育成する1つの有効な方法であるのかもしれません。また、これは夢想ですが、患者さんをトータルに診なければならない地域の診療所のような現場も貴重な経験を与えてくれるはずです。

今回の学術集会はこれまでのものとはややニュアンスの異なる射程の広いテーマを据えています。ぜひ、さまざまな領域の方にご参加いただき、こころの健康づくりに向けた新たな展開を議論・検討できればと思っています。

INFORMATION

第44回日本看護学会・精神看護・学術集会
【日時】9月19日（木）〜20日（金）【場所】ベイシア文化ホール（群馬県民会館：群馬県前橋市）
【プログラム】基調講演「心に寄り添い，心を立て直す―看護職に期待すること」香山リカ（立教大学）／教育講演「こころの健康づくりへの新たなチャレンジ―心やすらぐ社会を目指して」福田正人（群馬大学）／特別講演「穏やかな在宅生活を支える認知症の医療とリハ・ケア」山口晴保（群馬大学）／交流集会「新人看護職員研修の課題―精神看護領域からの提言」正岡洋子（大阪府立精神医療センター）／シンポジウム「病気の体験を活かし，夢や希望をかなえる―SSTの実践から」／など【参加費・申し込み】詳細はhttp://www.nurse.or.jp/nursing/education/gakkai/ichiran.html まで
【問い合わせ】日本看護協会看護研修学校 教育研究部学会企画係　TEL：042-492-9120

学びの広場 INFORMATION

● 第20回日本精神科看護学術集会 専門Ⅰ

【学術講演】発達障害の理解と支援
〈講師〉
根來秀樹（奈良教育大学）

【分科会】
◆ 司法精神看護／シンポジウム
「司法精神医療における退院・地域調整に向けた支援」
◆ 行動制限最小化看護／シンポジウム
「隔離・身体拘束状況はどう変わったか」
◆ 児童・思春期精神看護／シンポジウム
「児童・思春期精神看護の原点」

◆ 精神科薬物療法看護／シンポジウム
「今試される，精神科薬物療法における精神科認定看護師のちから」
◆ 薬物・アルコール依存症看護／シンポジウム
「看護師の無力感とその後に見えてくるもの」

【日　時】8月31日（土）〜9月1日（日）
【場　所】前橋市民文化会館（群馬県前橋市）
【参加費】会員：12,000円／非会員：18,000円／学生：無料
【問い合わせ・申し込み】
詳細はhttp://www.jpna.jp/index.html まで

大会プログラム

8月31日（土）	学術講演「発達障害の理解と支援」／特別企画「行動制限最小化に関する研究」報告／分科会：行動制限最小化看護，精神科薬物療法看護，司法精神看護，児童・思春期精神看護／口頭発表／示説発表／ランチョンセミナー／など
9月1日（日）	分科会：薬物・アルコール依存症看護／分科会アフターミーティング／企画セミナー／口頭発表／示説発表／ランチョンセミナー／など

● 情報BOX

▶精神科認定看護師の会 近畿ブロック研修会

【日時】8月24日（土）11：00〜17：00【場所】日本精神科看護技術協会 京都研修センターセミナールーム（京都府京都市）【内容】「精神科看護にいかす 診断・治療・薬物療法」【講師】姫井照男（PHメンタルクリニック）【対象】精神科認定看護師，看護師，精神科医療従事者【参加費】「精神科認定看護師の会」会員：無料／非会員：2,000円【定員】50名【申し込み】参加ご希望の方は所定の申請書にご記入いただき，メールにてお申し込みください【締め切り】7月31日（水）【問い合わせ】a_genius_tomoya@ybb.ne.jp（医療法人睦会新いずみ病院：田邉友也）

▶心の健康を考える講演会

【日時】9月28日（土）13：30〜15：00【場所】兵庫県市川町文化センター（兵庫県市川町）【テーマ】「"引きこもり"には日にち薬の心が効く―コミュニケーション不全はせめぎあって，お互いさまで解消」【講師】富田富士也（子ども家庭教育フォーラム／教育・心理カウンセラー）【主催】兵庫県市川町保健福祉センター【問い合わせ】子ども家庭教育フォーラム TEL：047-394-6000／FAX：047-394-6010

▶第2回日本NP協議会研究会

【日時】11月30日（土）9：30〜16：30【場所】東京医療保健大学 国立病院機構キャンパス（東京都目黒区）【テーマ】治し，支える医療のキーパーソンとしての特定看護師【プログラム】会長挨拶「協議会活動および特定看護師養成教育・研修等に関する近況」草間朋子／特別講演「チーム医療における医療従事者の役割拡大」辻 哲夫（東京大学）／シンポジウム「大学院修了後の支援のあり方および特定看護師としての実践」／教育講演「認知症の治療と副作用」遠藤英俊（独立行政法人長寿医療研究センター），「心臓血管外科Up-To-Date（特定看護師はどうかかわるか）」高木 靖（藤田保健衛生大学），「和光市の高齢者施策としての地域包括ケアシステムの構築」東内京一（埼玉県和光市保健福祉部）／など【参加費】3,000円（当日徴収）【定員】先着300名【申し込み・問い合わせ】日本NP協議会研究会事務局（東京医療保健大学内）E-mail：higashigaoka-po@thcu.ac.jp／FAX：03-5431-1481

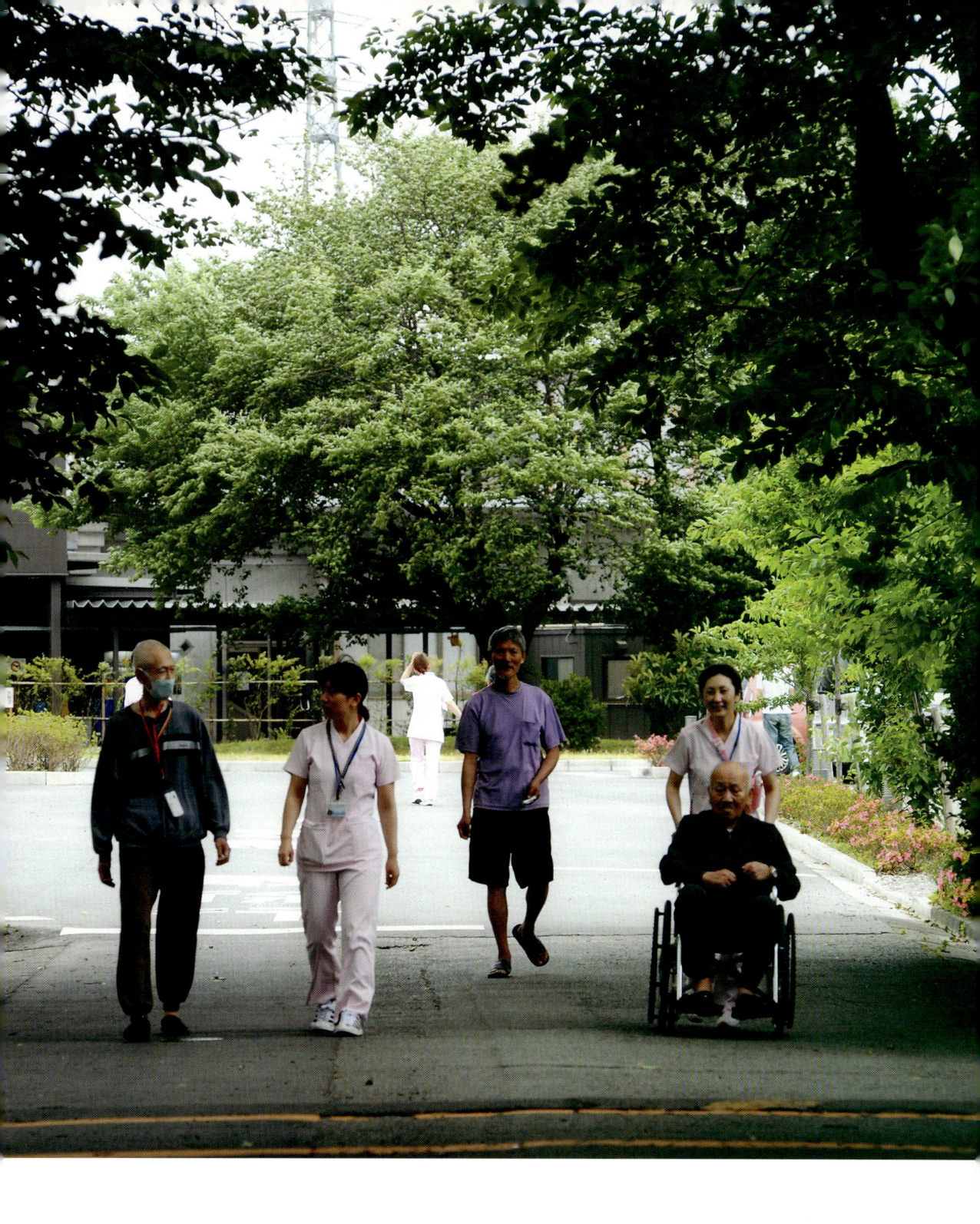

菊陽病院
<熊本県菊池郡>

撮影：大西暢夫

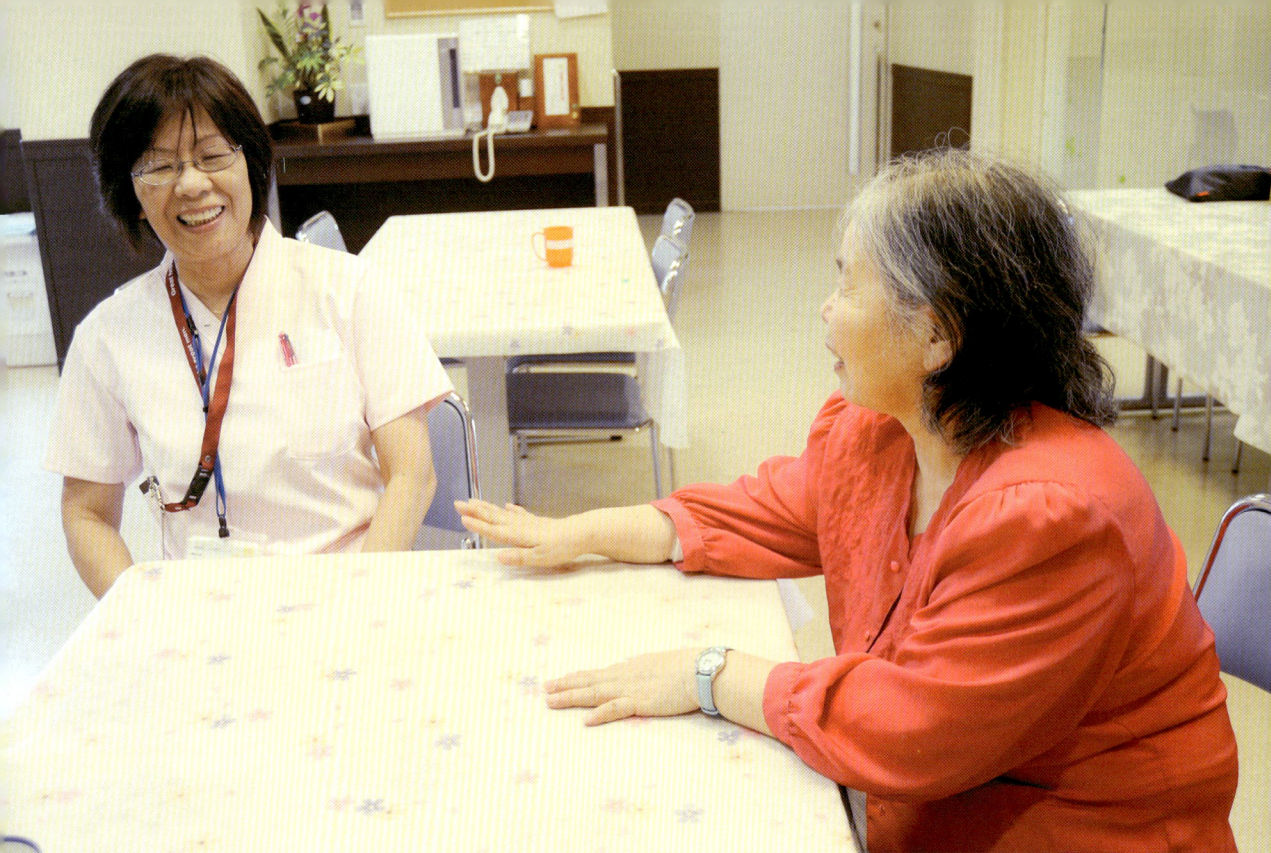

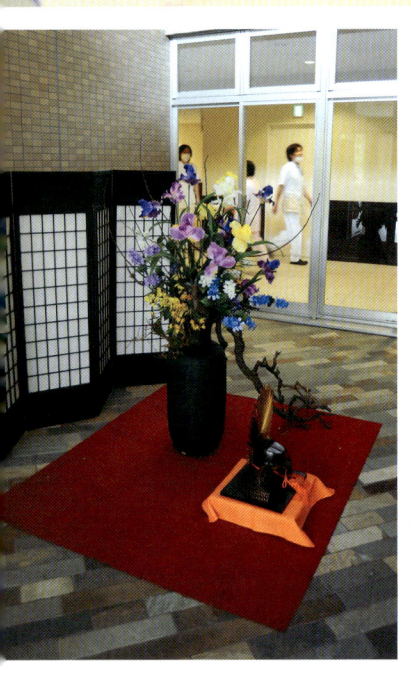

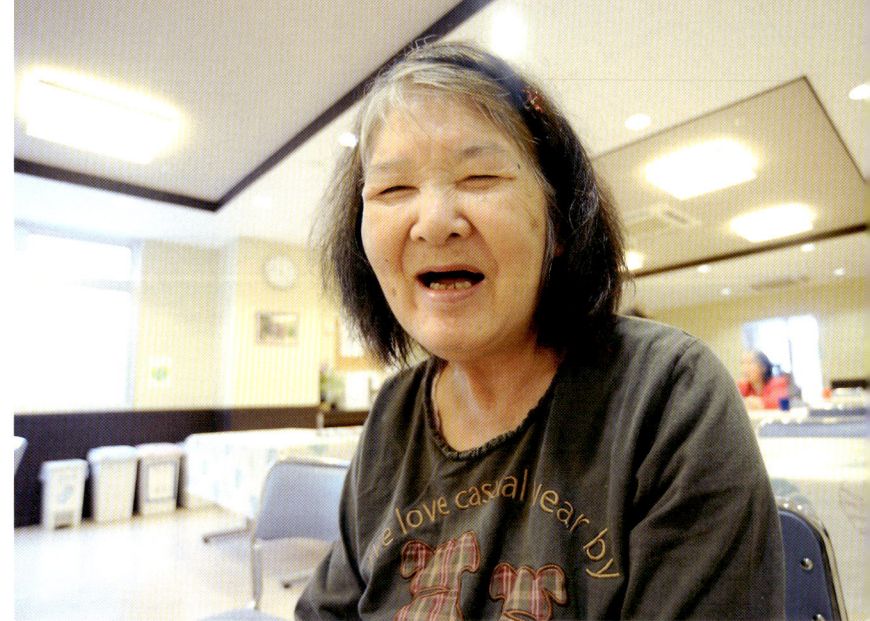

専門病棟の試み

　熊本空港から車を走らせること約20分。熊本市の中心街にも比較的近い地に建つ菊陽病院は，1976（昭和51）年に同地に開設されて以来（前身は別地に建てられた23床の熊本保養院），地域の精神科医療を支える中核病院としての役割を担ってきた。

　菊陽病院を特徴づけるものの1つに，アルコール依存症・ギャンブル依存症の治療を専門とする病棟の存在があげられる。地域に潜在するニーズからアルコール依存症を伝統的に診てきた菊陽病院だが，アルコール依存症の患者さんの1割以上がギャンブル依存症を併発していることから，そのための専門的な治療プログラムを立ち上げる必要性を感じ，専門病棟の設置に踏み切ったのだという。アルコール依存症に比べギャンブル依存症の入院患者さんの割合はそれほど多くはないが，専門の入院治療プログラムをもつ病院は全国的に見ても少なく，九州以外からも治療を希望してくる患者さんもいるのだという。3か月の治療プロ

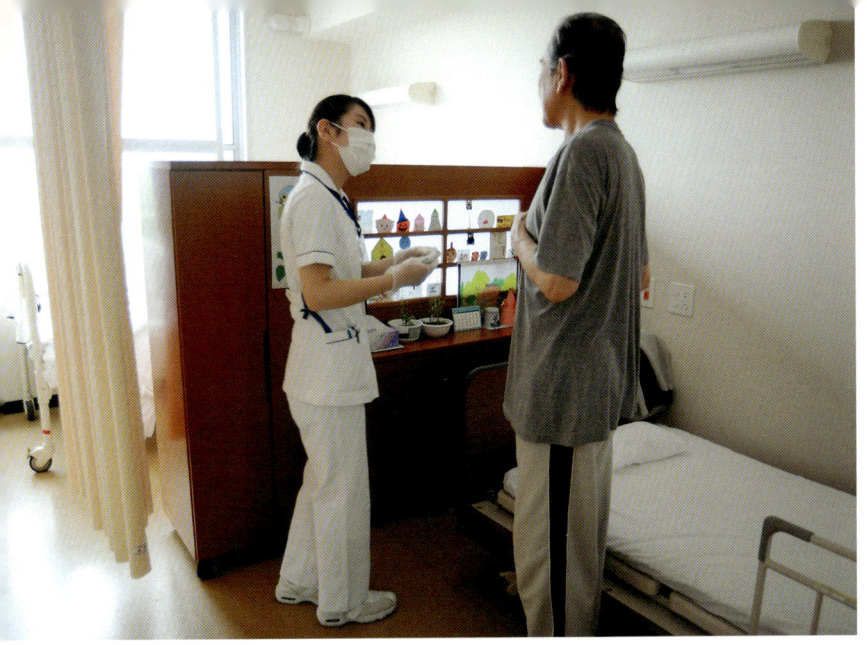

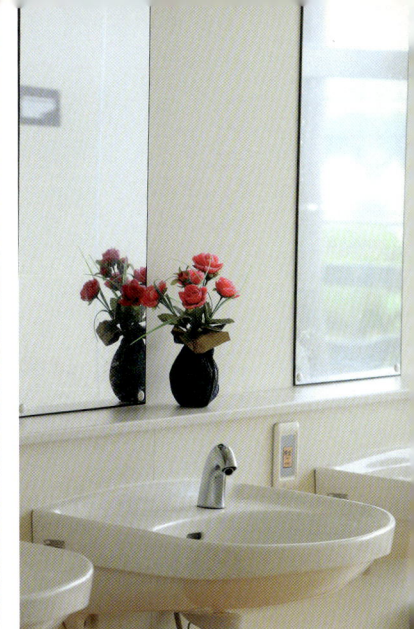

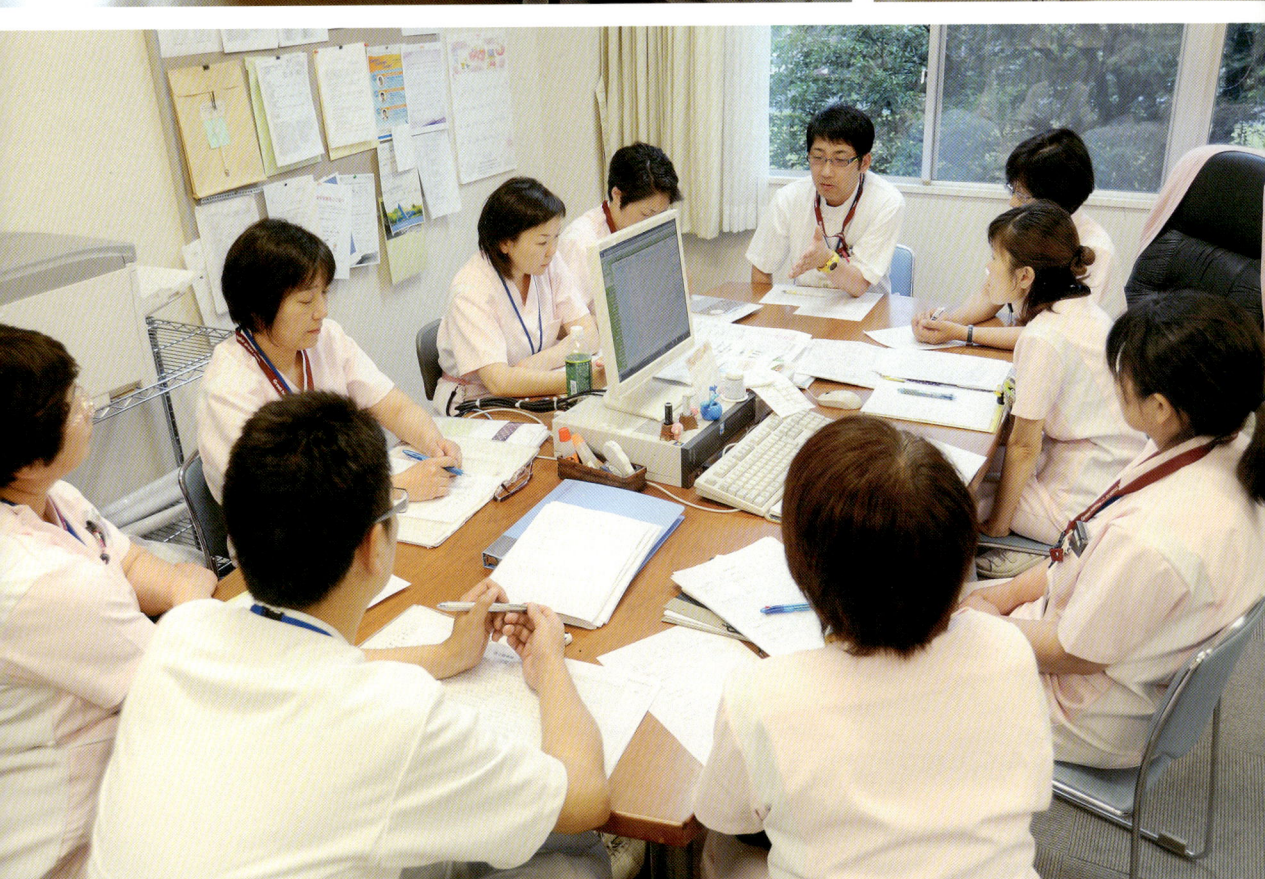

グラムの中には回復者が主導する集中内観なども含まれている。

　専門病棟の設置後，菊陽病院にはじめて入院するアルコール依存症・ギャンブル依存症の患者さんの数は約2倍に増えたのだそうだ。それは潜在的なニーズの厚さや専門的な治療プログラムの存在にのみ起因するわけではない。「アル

コール依存症の患者さんは，身体疾患を併発していることからも一般科に多く潜在しています。しかし，依存症の治療を目的に精神科病院に入院するということになると抵抗感を覚える方も多い。精神科病院の敷居を下げスムーズに治療につなげるには，スタッフの対応もさることながら，治療や回復への志気を高

めるハード面への配慮も大切だと考えています」。和田冬樹院長はそう語る。2011（平成23）年にリニューアルした菊陽病院のハードにはその新しさから実に整然とした印象を受けるが，一方でエントランスや病棟のトイレにさり気なく飾られた花々には，治療環境のもつ意味を熟知したスタッフの細やかな心配りが感

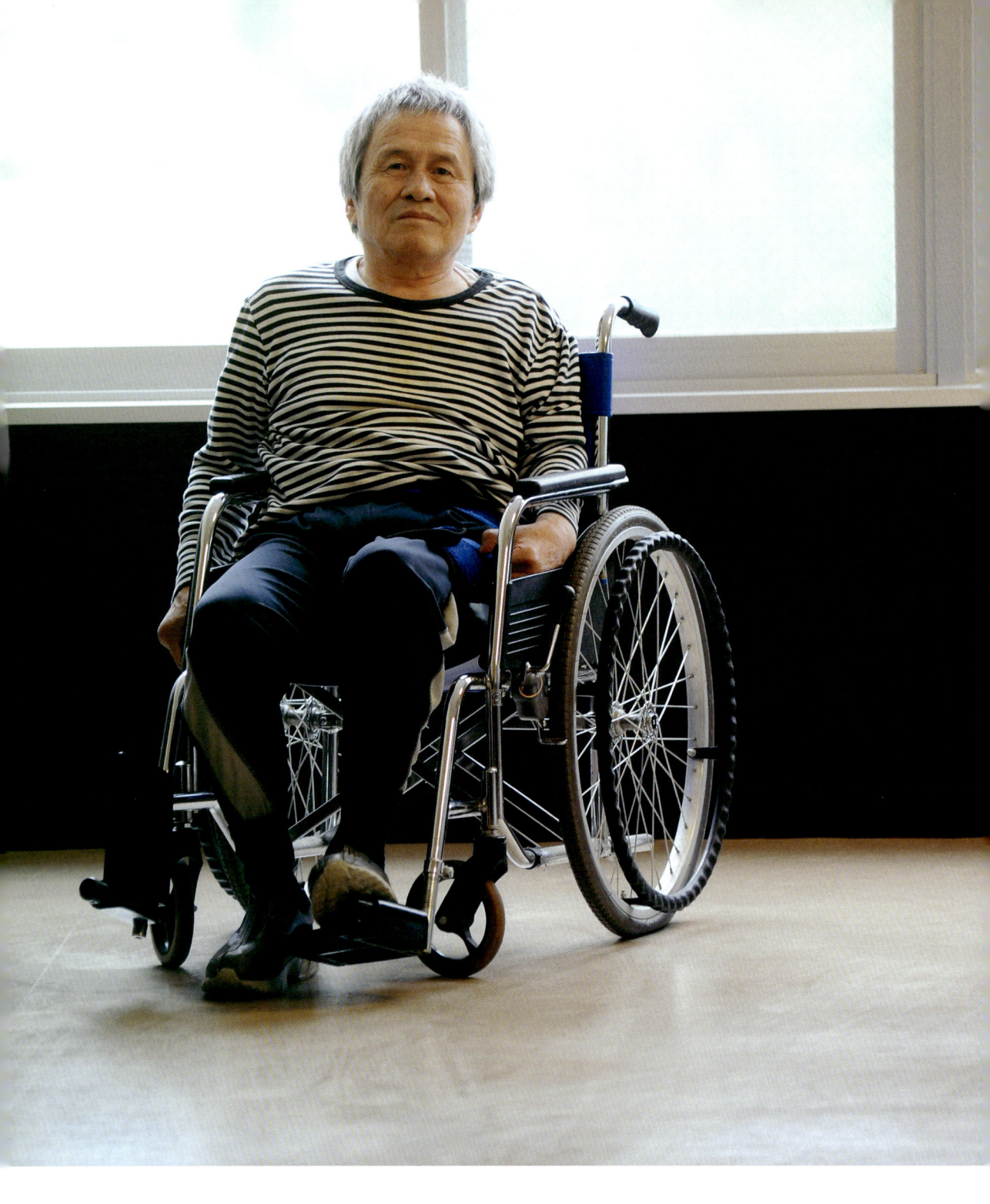

じられる。

歴史ある家族会の存在

　精神科急性期治療病棟・精神科救急病棟を有する菊陽病院はこれまで前線で地域の救急医療を担い、着実にその実績を重ねているが、他方で目下の課題となっているのはやはり長期入院の患者さんの退院促進の問題だ。「ご本人には意欲があり、地域生活を送るための十分な力をもっている患者さんは大勢おられますが、退院に際してネックになるのはやはりご家族との関係です。とにかく息長く働きかけるほかないのですが、必ずしも思うような成果が得られるわけではないので悩ましいところです……」と総看護師長の矢野千里さんは話してくれた。

　菊陽病院と当事者家族との関係において特筆すべきは、菊陽病院家族会『のぞみ会』の存在だ。前身である熊本保養院の時代に立ちあげられたこの家族会の歴史は古く、今年で創立50周年を迎える。院内に設けられた専用の一室では週2回家族会が開かれ、年に3

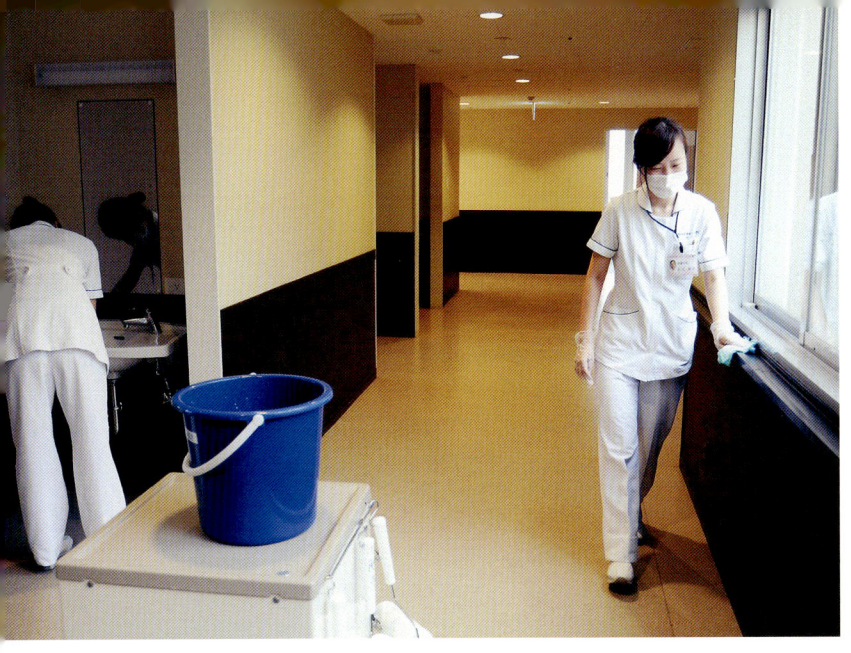

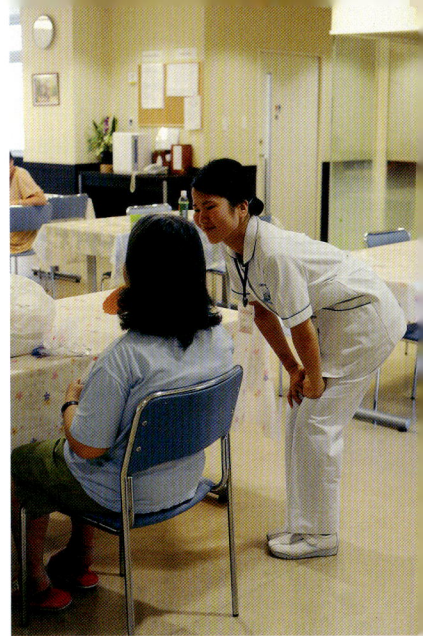

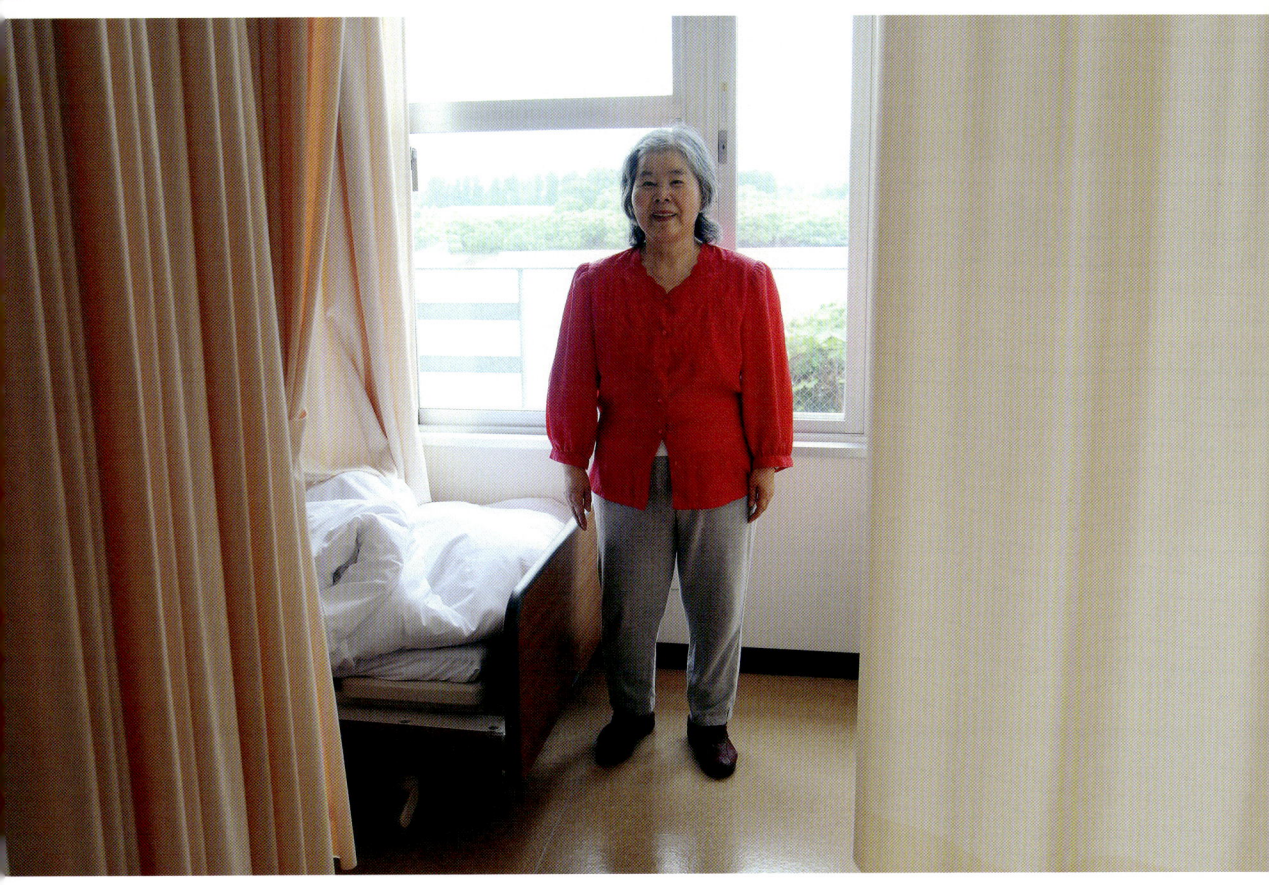

回ほど病院の幹部会との間で話しあいの場が設けられているそうだ。「家族教室や家族心理教育が病棟に導入されたことから、最近では入会希望者が減っているようですが、言うまでもなく家族会はご家族自身の共感・回復の場です。その意義がもっとご家族の間に広まるといいのですが」。矢野さんはそう話す。

また、家族会を通した家族の変化に矢野さん自身が学ぶことも少なくなかったという。「入退院をくり返すある患者さんのご家族でよく病院に来られていた方なのですが、当初はどこか違和感のようなものを感じていました。いま考えるといつも着飾って病院に来られていたのですね。ある日、その方が家族会の活動の一環で作業所に行かれて別のご家族のお子さんと触れあう機会があったみたいなのです。そこで自分とお子さんとの関係を見つめ直したのでしょうね。ふっと肩の力が抜けたのか、それからズボンとエプロン姿で病院に来られるようになったのです。その方とお子さんとの関係はいまでも良好のようですよ」。家族

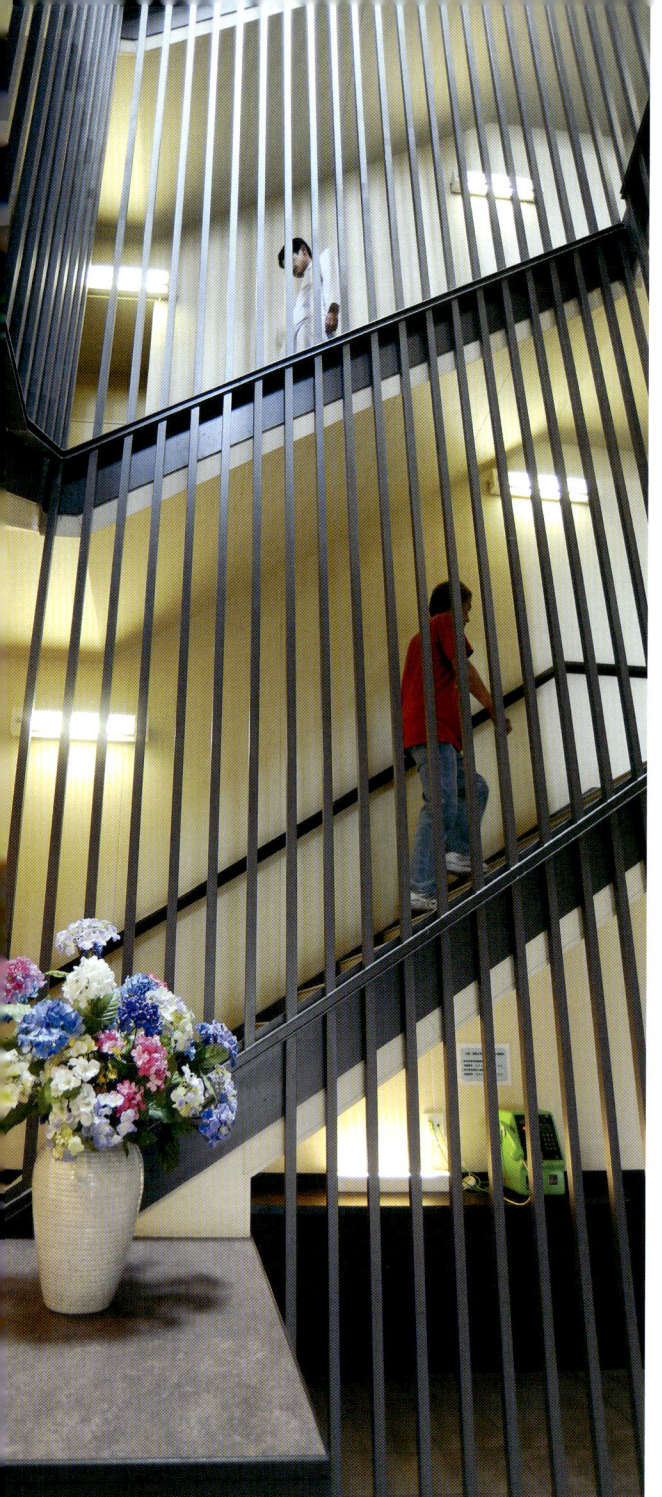

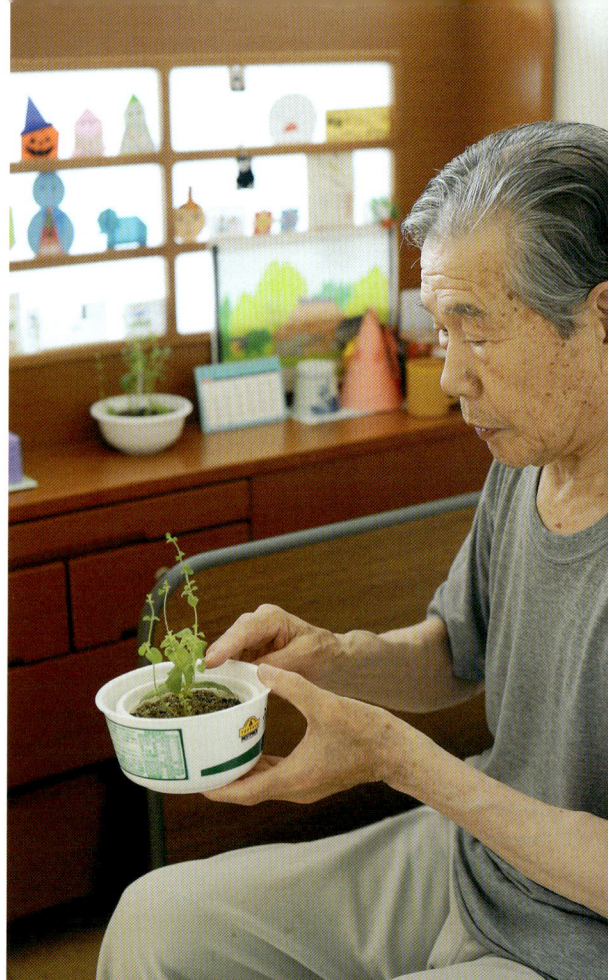

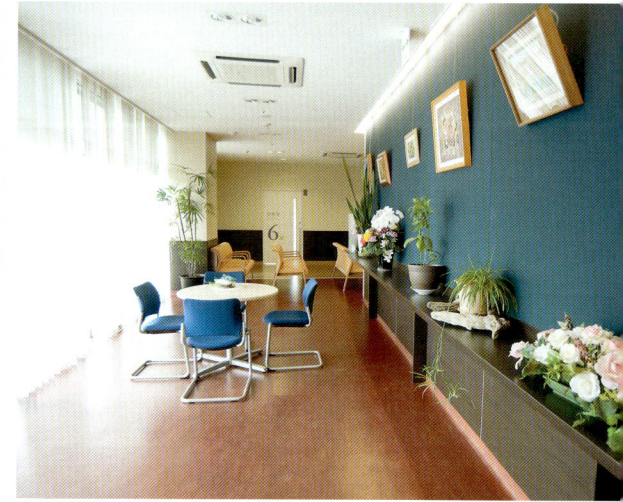

自身に何かを感じとってもらうこと。その腑に落ちるような感覚が大切なのではないかと矢野さんは語る。「結局，医療者がご家族に"ああしてください""こうしてください"と指示的にかかわるのではなく，ご家族自身が退院に向けて何かを感じ，学んでいただくほかないのだと思います。医療者に求められるのは，そのためのの雰囲気を醸成しサポートに徹することなのではないかと思っています」。

単なる理念に終わらせない

また，矢野さんは菊陽病院がもっとも力を入れていることとして卒後3年間の基礎教育をあげる。「育てたいのは"精神科の看護師"ではなく，十分な基礎を備えた看護師にほかなりません。"精神科"という専門性はその基盤の上にしか成り立たないものですから」と語るように，菊陽病院では(また法人全体としてはそれとは別に)，心身両面の病態・疾患理解はもちろん，生活・労働環境と疾患の関係性，社会保障についての知識など，看護師に求められる全般的

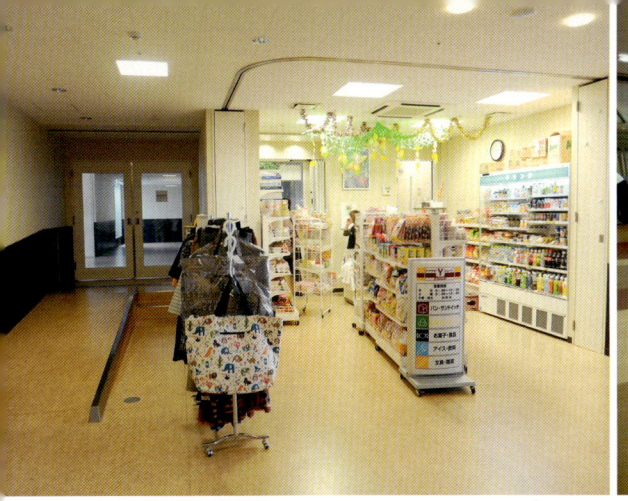

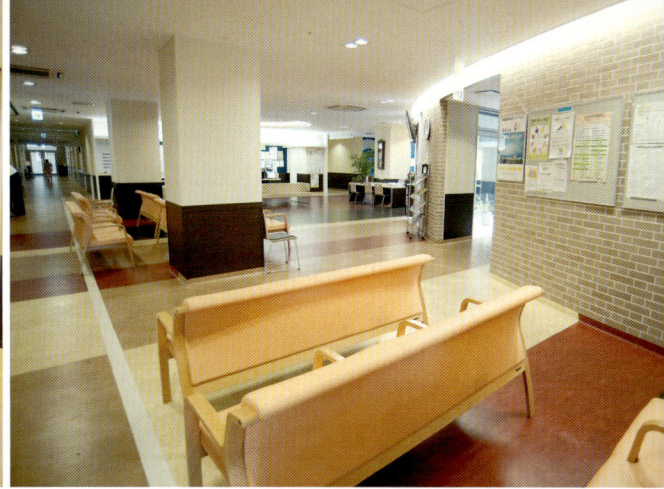

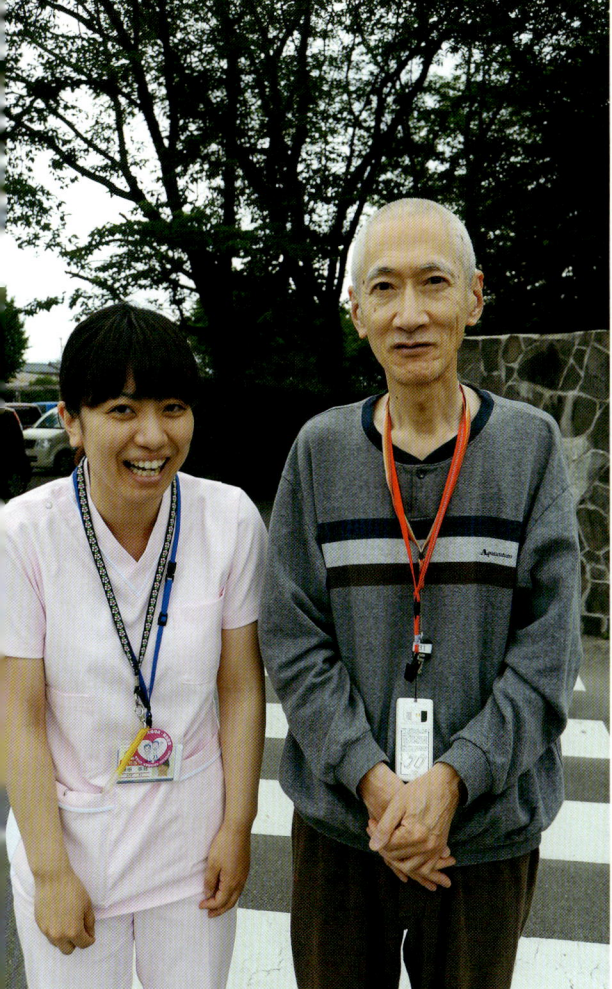

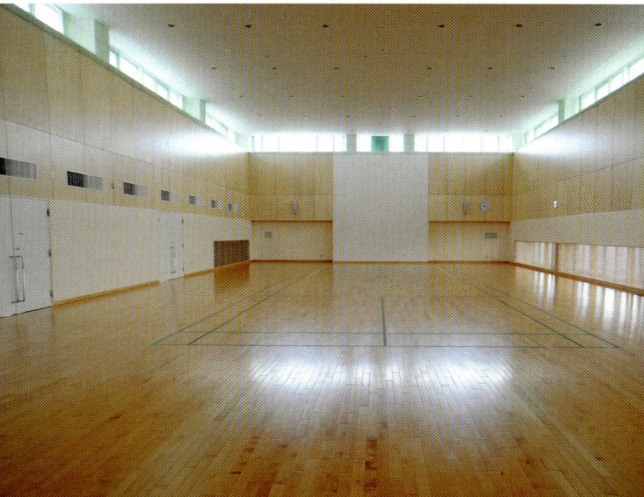

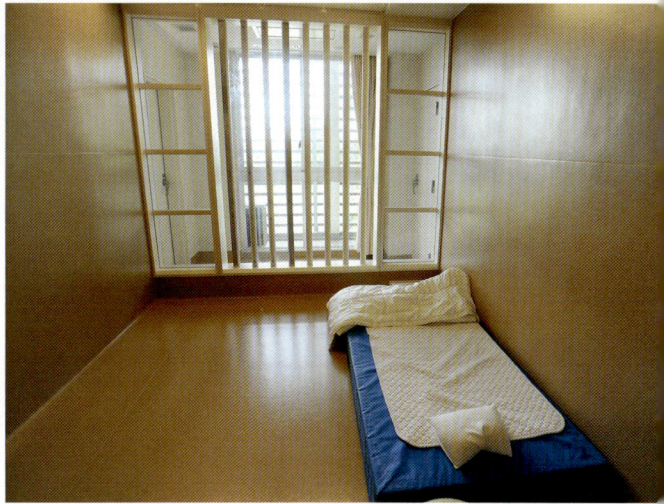

な知識・能力を3年間のうちに徹底して身につけられるように，立体的かつ入念な教育プログラムが設けられている。

ここでも些かユニークなのは，医療者としての人権意識・倫理観を身につけるためのフィールドワークがプログラムの中に設けられていることだろう。たとえば，ハンセン病に関する歴史を単に調べるだけでなく，スタッフがみずから療養所に赴いて現地で元患者さんや職員にインタビューし，自分たちなりに問題意識を整理したうえで報告をしてもらうのだそうだ。「そうした経験を通して，自分たちは本当に精神障害をもつ人たちに差別意識や偏見をもっていないかとみずからに問いかけてほしいのです」。

『人権を尊重し，全人的医療をめざします』。これは菊陽病院が掲げる理念だ。人権，無差別，倫理，いずれも理念として掲げるのは容易い。しかし，それを理念として終わらせないことは思いのほか難しい。「単なる理念に終わらせない」，そんな確かな気概を菊陽病院の実践は感じさせてくれるのだ。

「院長」に訊く

地域から必要とされる医療を追究すること

社会医療法人芳和会 菊陽病院 院長
和田冬樹さん

　当院は熊本県下で最初に精神科救急病棟を立ち上げることができました。その後，精神科救急病棟を稼働する病院が2つ増え，県内の救急医療システムは徐々に確立されつつあります。しかし，その水準は一般科救急医療システムと比べてみたとき，そこには未だ歴然とした差があるように思います。一般科救急医療の場合，救急病院や2次救急輪番病院を含め救急隊が適切な搬送先を選定するなど，いわゆる「メディカル・コントロール」と呼ばれるシステムが確立されています。残念ながら，精神科の救急医療はこの水準には達していないといえます。

　また，まだ遅れている分野の1つに身体合併症への対応があります。当院では一般科を経験した医師も多く，また身体合併症を併発しやすいアルコール依存症を看てきた伝統もあるため，身体疾患に対応できる看護職を含む多くの医療従事者を有しております。また，われわれの能力を超える場合は，一般科にお願いしたり熊本県での身体合併症の"最後の砦"である熊本医療センターにお願いしておりますが，一局集中しすぎるという問題も抱えられています。この身体合併症対応システムを将来に亘って維持していくには，一般病院と精神科病院の連携，さらに個々の精神科病院内でも一定の身体合併症に対応できるよう機能の充実をはかる必要があります。

　24時間365日対応可能な精神科救急体制の確立，また身体合併症を診るためのハード・ソフト両面の充実は，当院の取り組むべき課題の上位に位置づけています。その際に意識するのは「自分たちが提供する医療が県全体にどのように寄与できるのか」という視点です。当法人は昨年，社会医療法人の認可を受けたこともあり，より公益的な視点から医療活動を考えることが重要と考えています。

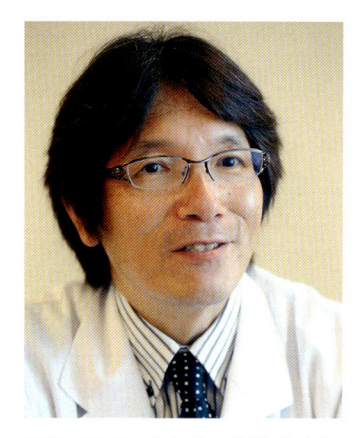

　また一般医療機関との密な連携の重要性も感じています。現在，地域包括ケアシステム構築と在宅医療推進が声高に言われています。たとえば高齢者の在宅往診のなかで患者さんに精神科的な問題があることがわかり，緊急的に当院につながるケースが多々あるように，一般医療システムと上手な連携をはかり，精神科的問題に迅速に応えることが大切と思います。

　精神科医療の潮流，また広く地域全体を見据える大きな視野で，当院に期待される役割を果たし，みなさまのお役に立ちたいと思っております。

社会医療法人芳和会 菊陽病院

〒869-1102　熊本県菊池郡菊陽町原水下中野5587
TEL：096-232-3171／FAX：096-232-0741　URL：http://www.kikuyouhp.jp/

- 診療科：精神科・神経科・内科・歯科
- 職員数：310名（平成25年6月現在）
- 病床数　　　　　　　　　　　　315床
  - 精神科一般病棟　　　　　　162床
  - 精神療養病棟　　　　　　　 54床
  - 精神科急性期治療病棟　　　 55床
  - 精神科救急病棟　　　　　　 44床
- 関連病院・施設
  くわみず病院／水俣共立病院／くわみず病院附属平和クリニック／くわみず病院附属すぎのきクリニック／神経内科リハビリテーション協立クリニック／八代中央クリニック／天草ふれあいクリニック／訪問看護ステーションきくよう／など

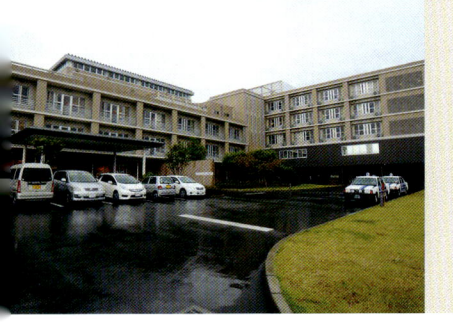

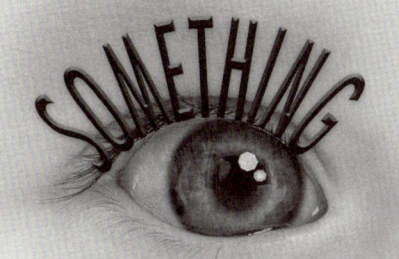

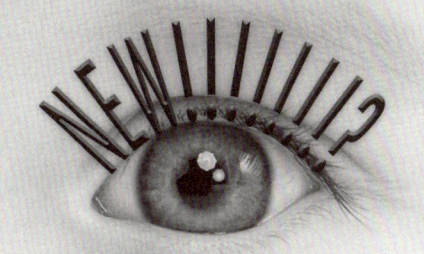

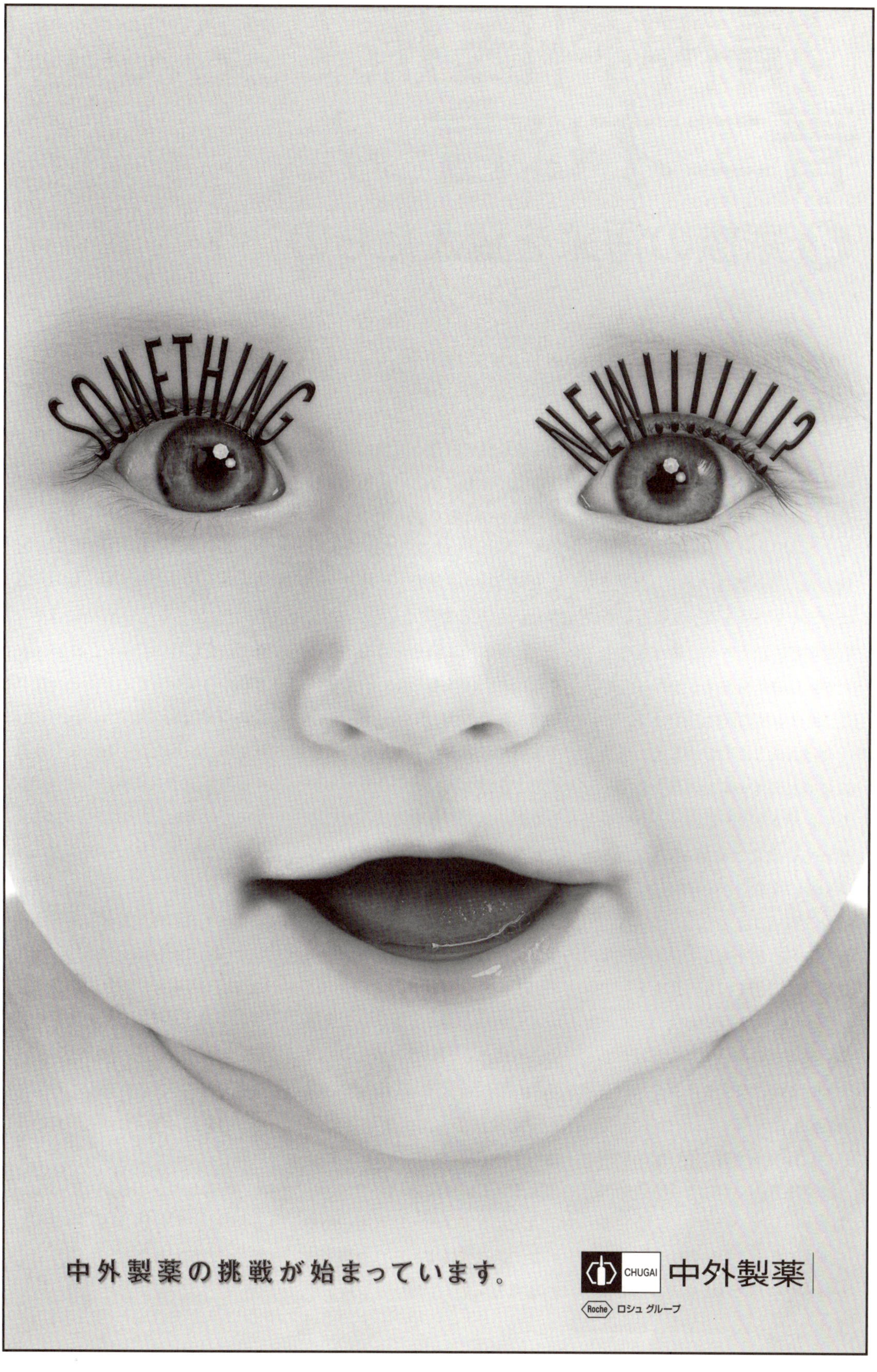

中外製薬の挑戦が始まっています。　　　CHUGAI 中外製薬
Roche ロシュ グループ

「精神科医療を変える」と青二才は言った
❹ 家族の将来を変えたもの

A氏の語った体験

　私は喫茶店でA氏とお会いした。A氏は細身の女性で，年は40代後半くらいだろうか。お会いした瞬間から，不思議なタイミングで，ニヤニヤしたりケタケタ笑ったりしている。顔立ちの綺麗な人なのだが，精神科医療にかかわっていることは容易に推測された。

　実はA氏とお会いする前，事前にご本人とメールで情報交換をしたことがあった。過去にうつ病を患っていたことは伺っていたが，メールの文章だけでは特に精神病的な違和感はなかった。ご自身のホームページを通じて精神科医療に対して問題を提起したりもしている人で，つまり，お会いしたときの印象とは違いすぎたということなのだが，まずその点で私自身が混乱した。

　A氏は，うつ病の治療で長年向精神薬を飲みつづけたが，笠医師のアドバイスを受けて，完全に薬を絶ったとのこと。そのうえで，A氏は自分自身のことをうつ病ではなくアスペルガーだといった。私はA氏を見て，発達障害の部類ではなく，どちらかというと現状も精神病的な印象を強く受けた。しかし，社会的には適応できており，また再び投薬を開始しなければならないというようでもなかった。また，個人的に疾患や治療のことを学ばれた印象もあり，いろいろ知識があるようでもあった。

　お勧めの本を私に見せてくれたりして会話が弾む。話は盛り上がりながらも，明らかに笑うところではないだろうというところでもニヤニヤしたり，ケタケタ笑ったりしながらコミュニケーションは続く。私自身はというと，メール（A氏との）と実物とのギャップによる違和感を解決できないまま探るように会話を続けていた。

　しばらくすると，A氏はカバンの中から何かを出そうとした。A氏が一瞬，真剣な目つきに代わったような気がした。

　A氏がカバンから取り出したものは，無造作に束ねられた数十枚の写真だった。A氏から写真を受け取り，拝見する。1枚，また1枚とめくっていく。

　なんの写真かはすぐに想像がついた。家族の写真だ。桜の木の下にいる男女は正装をしており，どちらかといえば顔立ちの整った感じの2人である。2人の間にはランドセルを背負っている子どもの姿。写真の色褪せ方からするとかなり古い写真であることがわかった。月並みな表現だが，なんとも晴れやかな写真で，家族の幸せの瞬間がそこにあると素直に感じられた。その爽やかさに思わず笑みがこぼれた。

　私は写真について詳しく訊ねたいと思ったが，ひとまず堪えて2枚目以降の写真をめくっていった。

　入学式（おそらく）のころの写真が数枚続いた後，5枚ほどめくったところで，誰かが横たわっている写真が目に飛び込んできた。写真の中の人物の服装から推測すると，季節は夏。床に横たわっている女性はパンパンに肥えている。思わず，確認した。

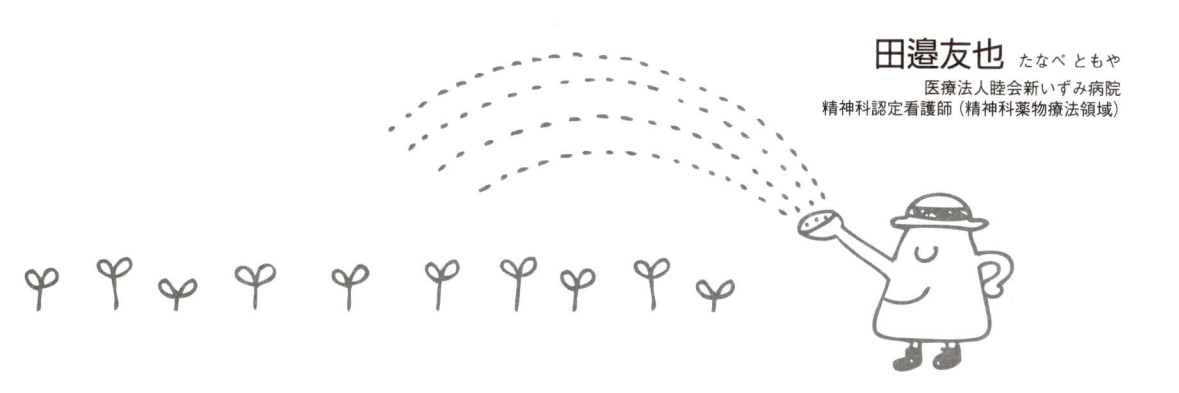

田邉友也 たなべ ともや
医療法人睦会新いずみ病院
精神科認定看護師（精神科薬物療法領域）

私「これ，誰ですか？」
A氏「私です」

　A氏はあいかわらずニヤニヤとしているが，その表情の中には真剣さが感じられた。目に見える表情の裏側に隠れたその真剣さは，本来のA氏であり，メールでやりとりをしたA氏であることに合点がいった。あらためて最初に拝見した，数枚の写真についても尋ねた。

私「……これは誰ですか？」
A氏「私です」
私「え？　これも，これもAさんですか？」

　数十枚の写真を何度も行き来して確認した。
　いま，目の前にいるA氏と，桜の木の下で写っている人物と，パンパンに肥えた人物。
　どれも別人に見えるのに，それらはすべてA氏の姿だという。しばらくうまく状況が飲みこめなかったが，A氏の身に何が起きたのかを理解しようとした。
　私の読みはこうだった。
　〈桜の木の下の写真は，発病前。あるとき，何かがきっかけでうつ状態になり，病院を受診し，向精神薬による治療が始まった。しかし，治療はうまくいかず，副作用で体重は極度に増加，日中の活動もままならなくなり，長年かけて徐々に病状が悪化の一途をたどった〉。
　A氏に確認をしてみると，その予想はぴたりと当たった。
　それにしても，目の前にいる女性（A氏）と，桜の木の下の幸せそうな写真はまったく別人のようだ。20年そこそこの経過で見分けがつかなくなるほど老化するものか。しわが増えたとかそのような単純なものではなく，いま，薬を飲んでいないというのにA氏の表情はあきらかに顔面の筋肉がおかしい。まるでパーキンソン症状のようである。

ある視点の獲得，反省

　A氏の治療経過をみて，私自身，完全に抜け落ちていた視点に気づいた。
　臨床で，あるいはNPOの相談事業でかかわっている患者さんの多くの，いわゆる"精神疾患に罹患している人の独特の雰囲気（プレコックス感ではなく）"は，病状がそうさせたというよりも，薬の副作用やその後遺症によるものも少なからず占めるのではないかということである。
　臨床や地域の相談などで日ごろ何げなく患者さんとかかわっていると，その患者さんの独特の姿はあたかも，元来のその人の姿か，あるいは疾患が原因で進行性にそうなったのかと思いがちだ。しかしそれは絶対にありえない。治療，特に向精神薬の副作用から，このなんとも言えない奇異な動作や表情をみせるようになったのだと確信をもって思う。同時に，いままで，目の前の患者さんに対して，以前の健康なころの姿を想像する

「精神科医療を変える」と青二才は言った

ことなく，目の前の，ただそこにいる"治療対象の患者"としてかかわってしまっていた自分を恥じた。これまで患者さんとかかわるとき，私たち看護師の，その1つ1つの振る舞いが，患者さんの人生にどれだけ影響を与えてきたのか。表面上の対応だけで自己満足に浸ったり，挙句の果てに目の前にいる患者さんの症状を，「薬でどうにかできるか，できないか」だけを考えていたのではないか。この視点に立ったとき，初めて看護師という職種の重みを感じた。私たち看護師は，患者の人生の一部にかかわるに過ぎない。ただその影響を，いったいどこまで予想してかかわれているのだろうか。

この時点でも電話・メール相談・面談を合わせると500名くらいの相談を受けていたと思う。こうして，さまざまな状況にある相談者とかかわってきたことが，経験則ではあるがこのときの気づきを確信めいたものにさせたのかもしれない。そしていま，この気づき（視点）は間違いだとは思っていない。

正しく伝える必要がある

私自身が感じた精神科医療に対する思いを，日本中の看護師，いや医療従事者だけではなく，社会に対しても周知していかなければならないと思うようになった。

このころ，NPOの活動へのマスコミの取材も増えてきた。ちょうど，発達障害という言葉（言葉というよりも，概念の重要性といったほうが正しいだろうか）が精神科医の中でも広まりつつあり，向精神薬による多剤併用の問題や誤診の問題などが話題になってきたころだった。

ようやくこの問題にスポットライトが当たったかと思ったと同時に，マスコミの偏向報道の懸念はあった。ただ，取材にくる記者（いまでも仲良くしてもらっている）の方や大手新聞社の方などは，非常に真摯にこの問題を調べられているようで，極端に精神科医療を批判するようなものでもない視点をもっていることと，しかし，その問題が一握りのものではないということを理解してくれているという点では安心していた。

問題は，医師・看護師を含め医療従事者が向精神薬のことをあまりにも"神話的"にとらえすぎているということである。向精神薬万能論に加え，精神科医療の問題点は，発達障害やうつの診断概念の拡散など，あらゆる角度からの問題など多岐にわたった。

センセーショナルに報道すると，悪くない真実も覆い隠されてしまう。真の問題は薄れてしまい，一時的な騒ぎに終わってしまっては意味がない。そう考えると，慎重にならざるを得なかった。そこで，何か動きを起こさねばならないと思っていたところ，笠医師からメールが来た。『精神科セカンドオピニオン2』の執筆依頼だった。〈続〉

短期連載 ⑥

看護場面の再構成による臨床指導

看護基礎教育における異和感の対自化と自己一致の教育について

宮本真巳 みやもと まさみ

亀田医療大学看護学部 教授

はじめに

　本連載では，プロセスレコードを用いながら，異和感の対自化を通じて自己一致の姿勢と技法を体得し，感情活用能力の向上を促進するにはどうしたらよいかについて，学生や臨床家の経験にそいながら，さまざまな角度から考えてきました。今回は，私自身が看護基礎教育に携わる中で，上記の教育目標にどうやって達成しようとしているかについて紹介したいと思います。ちょうど，本拠とする場所と位置が大きく変わったところなので，これまでやってきたことを振り返りながら，多少は新しいことめざそうとしており，実際にどのようなことが起きつつあるのかについて述べたいと思います。

　私は，この3月に前任校の東京医科歯科大学を定年退職となり，4月からいまの職場である亀田医療大学に移りました。担当分野も精神保健看護学からマクロ看護学に変わり，授業科目としては主に4年次に設定された「看護の統合と実践」を軸としながら，1年次には「看護の統合と実践」の序論と「ナラティブ表現法」という教養科目，3年次には「看護研究法」を担当することになっています。大学の開設は平成24年度だったので，昨年1年間は非常勤講師として1学年の講義を担当しました。

　大学としてのカリキュラムポリシーの特徴は，地域社会の健康問題への関与には重点を置きながら保健師カリキュラムを設定せず，教養科目を充実させるとともに，専門科目の選択幅を拡げ，学生の関心にそった学習の支援に力を入れていることです。

看護基礎教育カリキュラムの構造上の問題点

　私が専任の看護教員となってから18年経ちましたが，早くから気になっていたのは，看護の専門科目と教養科目や関連科目の結びつきの薄さです。看護以外の科目の授業は，大半が非常勤講師に委ねられていることもあって，それらの科目が看護師としての実践にどう役立つのかについては，系統的に論じられることがなく学生にも説明されません。また，看護学の専門科目に関しても，各分野の独立性を重んじるという建前からか，授業内容の突き合わせや綿密な調整が組織的に行われているとはいえません。その結果，学生からすると別の分野の授業で似たような話を何度も聞かされる反面，肝心な話をどの分野でも聞けなかったという不満が残りやすいようです。それで，科目や領域のつながりが，教員にも学生にもわかりやすいようなカリキュラム編成に関与したいと考えていましたが，すでに出来上がったカリキュラムの

再編成は至難の業でした。亀田医療大学の開設が，ちょうど「看護の統合と実践」という科目が新設された時期であったことも幸いして，科目と領域の"リエゾン"という役割をとりたいという私の希望は受け入れられ，他校に例を見ないポジションを得ることができました。

一方，私は非常勤を含めると30年以上にわたり，精神看護学の授業に携わりながら，看護教育カリキュラムの中で精神看護学とほかの看護学専門分野の関連が明確になっていないことも気になっていました。特に問題となるのは，1年次で基礎看護学を担当する教員が，カウンセリングとプロセスレコードを扱うという慣例です。基礎看護学の教員自身，自分が学習も経験もしていないことは教えられないと悩んで，カウンセリング研修を受講したり，臨床心理学系の大学院で学んだりした人がかなりいます。その結果，かえってカウンセリングの技法を看護場面に導入することの困難さに直面して，悩みが深まった人も少なくないようです。また，プロセスレコードの記録様式を用いた指導は，一見するとすぐできそうなわりに，学生の疑問や不満を解消し学習成果を上げることが難しく，教員は学生と一緒に悩んできました。

学生は，患者の気持ちを理解することや，患者との間に援助的な人間関係を成立させることが必要であると1年次からいわれてきたけれども，具体的にどうすればよいかは十分に学ばないうちに臨地実習に突入してしまうといいます。たしかに，基礎看護学では，コミュニケーション論やカウンセリング技法が取り上げられ，プロセスレコードの演習が行われますが，割ける時間も少なく学生の印象にも残り難いようです。

せめて，基礎看護学と精神看護学の担当教員が連携して授業を行えればいいのにと思いますが，精神看護学が独立の分野として認められてから20年に満たないという経緯もあって，教員定数が他分野よりも少なめな精神看護学教員は余裕を欠きがちです。そのため，精神疾患患者の看護についての教育にみずからの役割を限定する傾向も見受けられます。

精神療法と精神科看護

精神看護学の担当教員にしても，カウンセリングのトレーニングを本格的に受けた人はそれほど多くはないし，プロセスレコードを用いた指導の理論的な背景について学ぶ機会は少なかったはずです。しかし，精神看護学を担当する教員には，精神科領域における看護の実践経験を積んできたという強みがあります。自分からはいわなくても，教員となって学生に講義をするために，精神分析療法やカウンセリングのテキストを読んだら，すでに経験から学んで知っていることが多かったという教員は少なくありません。それは多分，精神分析療法もカウンセリングも，精神機能の生涯に苦しむ人の支援という問題意識にそって開発された方法なので，精神科看護の実践者はフロイトやロジャーズと問題意識の多くを共有できているからだと思います。

日本ではカウンセリングと呼びならわされているクライエント中心療法は，心理療法家の草分けであるカール・ロジャーズが，過去の暴露に傾きやすい精神分析療法の弱点や，単

なる説教や指示に終わりがちな心理相談者の限界を克服するために開発した心理療法です。なお、心理療法の原語であるサイコセラピー（psychotherapy）を精神科医は精神療法と呼んでおり、医療点数のうえでは医師しかできないことになっています。しかし、精神分析療法を開発したフロイト自身が、心理学や芸術の素養がある人や、患者として精神分析治療を受けた人の中で、治療者としての資質を備えた人を弟子として迎え入れています。そして、精神分析療法による統合失調症治療に成功を収めた精神科医サリヴァンの弟子たちにも心理臨床家、看護師、元患者が含まれており、プロセスレコードの提唱者であるペプロウはその代表格です。

そのような歴史的経緯から、欧米諸国ではさまざまな学問的背景をもった人たちが、精神分析療法とクライエント中心療法に代表される精神療法（＝心理療法）を担っています。アメリカでは、精神分析療法の評判が精神科薬物療法にとって代わられた1960年代以降、精神科医師たちが精神分析療法に消極的となったという経緯もあって、精神看護学の専門看護師の多くが精神分析療法的なアプローチを積極的に実施してきました。日本でも、クライエント中心療法や精神分析療法、あるいは集団精神療法を看護の視点から現場に根付かせようとする先駆的な試みが、実践家や教育者によって積み重ねられてきています。専門看護師の実践が活発化する中で、従来は特定の個人や施設に限られていた試みが、現場に少しずつ根付きはじめているようにも思えます。

クライエント中心療法についていえば、ロジャーズが初期から提唱していた傾聴の姿勢を通じて共感と受容に努めるという原則は、元来日本の援助者には馴染みやすかったと思われます。援助者自身の感情の自覚にもとづく率直な表現という自己一致の原則については、実行しようとする際に困難感や抵抗感を覚える人が少なくないという状況はありますが、これを克服するための試行錯誤は積み重ねられてきています。

現代の精神分析療法では、患者が援助者の手を借りながら生活歴を振り返ることによって、トラウマ体験の位置づけを見出し成長を遂げていくというプロセスを促進することが目標となります。トラウマ体験の振り返りによって、時には精神的な苦悩が再現されますが、援助者による理解と暖かいまなざしによって和らげることによって、比較的安全に患者の成長を促せることがわかってきています。

そうはいっても、まだまだ制度の壁は厚く、看護師が精神療法を標榜することは認められていないという現状はありますが、精神療法の原理を精神科看護の臨床に意識的に応用することが可能な段階に入りつつあります。

看護教育全般にとっての精神療法

精神療法が精神科看護の臨床に馴染みやすいのは当然としても、精神療法を精神科看護の臨床や教育にのみ必要な技法とみなすべきではないでしょう。むしろ、カウンセリングと精神分析療法の技法、およびその理論的背景についての理解は、あらゆる看護場面における援助関係づくりに役立てられるように思われます。すでに欧米諸国では、「医療場面におけるコミュ

表1　看護の統合と実践序論

1	看護職が活動するさまざまな職場：看護職はどのような職場に勤務し何をしているのか
2	多職種連携の現状と課題：看護職と他職種の関係性とチーム医療の現状および課題
3	看護職に求められる教養教育：哲学・社会学，思想史・科学史から何をどう学ぶか
4	専門職教育と臨床教育の理念と方法：ショーン，ベナーに学ぶ専門職教育の本質
5	看護実践の理論的基盤：ナイチンゲールとペプロウの看護理論から何が学べるか
6	現代社会における看護職の役割：看護職に求められる役割，看護師のとりたい役割
7	看護基礎教育と看護実践能力開発：看護実践能力の体得を支える看護基礎教育とは
8	看護職のキャリア形成と生涯学習：人生設計とキャリア形成をどう両立させるか

ニケーション」をテーマとした授業が1年次に設定されることが多いようです。

　私としては，医療場面や健康問題に限らず，他者からの援助を必要とする人と，援助を提供できる人との人間関係全般に関する知識と技術，そして援助者としての姿勢に関する授業として援助関係論を設定することが望ましいと考えています。援助関係論で扱う主なテーマは，ミードやベイトソンのコミュニケーションに関する考え方，ペプロウやオーランドの提唱するプロセスレコードを用いた援助関係形成技法，そしてロジャーズの提唱したカウンセリングの第一原則としての自己一致についてなどです。

　そのような科目を，看護職はもとより保健医療福祉に関連するあらゆる援助職にとって必須の共通科目として設定し，十分に時間をかけて学べるようにすべきだと思います。さらにいえば，あらゆる分野の学生を対象とした教養科目の1つとして，援助関係論を多くの大学で設定できるといいのではないかとも思っています。前任校では，援助関係論を含む「看護心理学」という科目を連携大学の理工・法・経済・社会学部の学生に開放しており，毎年数名の受講者がありましたが，熱心な学生が多く成績も優秀でした。

援助関係形成能力を高めるための基盤づくり

　1年次の「看護の統合と実践序論」は表1の構成になっています。

　全体としては，看護職の存在や役割についての歴史的，社会的な位置づけを明確にしながら，学生たちが自分の将来をイメージしながら，学習目標を立てられるように支援するとともに，学習意欲を高めてほしいという願いをこめた構成になっています。

　講義は，看護職が健康問題をもつ人への直接的なケア活動を担う場は，ベッドサイドに留まらず，人間が生活するあらゆる場に関連していること，さらには生活環境を変えることによる間接ケアにも多くの看護職が従事していることの紹介から始まります。さらには，多職種連携によるチーム医療の現状を紹介し，その中での看護職の役割を提示して，視野の拡大をめざします。また，教養科目の単位数と選択肢を増や

表2　ナラティブ表現法（会話表現）

1	コミュニケーションの必要性と成立条件：「ずれを埋める」「相手の視点をとる」
2	感情体験の意識的な表現：自己一致，異和感の対自化，エモーショナルリテラシー
3	援助関係の形成とナラティブアプローチ：プロセスレコードによるストーリー構築
4	コミュニケーション理論についての討論：コミュニケーション理論をどう使うか
5	感情体験の振り返り：異和感の対自化を使った感情の察知，識別，理解
6	感情体験の表現：感情体験を相手との関係や状況を考慮しながら表現してみる
7	ナラティブ・ストーリーの作成：気がかりな課題のオルタナティブをつくってみる

しているのは，「対立者の視点をとる」とともに「自分の見方の歪み」や「自分の立ち位置」を知るという教養の機能に注目しているからであることを伝えています。ペプロウの紹介では，親密なコミュニケーションを通じた援助関係の形成を通じて，患者と看護師がともに成長していくことをめざすという，精神療法的な看護の基本的な考え方を紹介し，ミードやベイトソンのコミュニケーションにもふれます。

　講義の終盤は，このように提示した看護の理念を日本社会の現実に照らして検討することに充てます。患者や世間の看護師への期待は，高度の知識や技術よりも，やさしさや公平さにあることに，学生は多少ガッカリした様子を見せます。しかし，患者から本当に信頼される看護師は「やさしいけれども言うことは言う」厳しさも備えた看護師であるらしいことを告げると，少しほっとするようです。こうした検討を経て，自分の将来のキャリアコースを展望してもらうことによって，1年前期のこの講義を終えます。

　学生には毎回，授業内容についての感想を求めていますが，もっとも多かったのは看護職の役割や自分自身の仕事についてイメージが広がったという反応です。やさしさと厳しさのバランスについては，大事だと思うけれどもまだそのように振る舞う自信はないという反応もかなりありました。

異和感の対自化と自己一致の学習支援

　1年後期のナラティブ表現法は表2の構成です。全体を会話表現と文章表現に分け，私は会話表現を担当し，倫理学担当の専任教員に文章表現の担当をお願いしています。

　この科目の授業概要には次のように記しました。「コミュニケーション能力の向上をめざして，『相手とのずれを埋める』ために『相手の視点を取りあう』というコミュニケーションの原理を学ぶ」。

　また，授業目標・目的は次のとおりです。「看護師として健康問題の当事者との援助関係を成立させるととともに，看護師やその他の専門職とのチームワークを確立するうえで必要な会話および文章によるコミュニケーションの基礎について，講義と演習を通じて学ぶ」。

　全体の流れとしては，ナラティブ・アプロー

チを軸としながら，コミュニケーションの基本と援助関係づくりについて順を追って解説し，若干は話しあいを取り入れるという構成です。異和感の対自化については，日ごろのもやもやを解消するのに役立つ方法だと思ってくれた学生がいて，ほかの先生が担当するゼミで自発的に取り上げたとのことでした。1年次の時点で，異和感の対自化，自己一致，感情活用について，前任校よりもたっぷり時間をかけることができたので，関心は高まったかと思います。しかし，臨床の現場で，患者さんに対して異和感の投げ返しがうまくできるのだろうかという不安や疑問はまだくすぶっているようです。

自己一致をめぐる疑問や不安にどう対処するか

　日常生活を念頭におくと，相手の言動によって異和感を抱いたときというのは，おおむね軽いトラウマを負っており，その思いを言葉で表現することによって自分の心にも，相手との関係にも傷跡を残さずにすむはずです。ただし，難問はいくつかあり，相手の現実判断力が低下している場合や，攻撃的・他罰的な傾向が強い場合には苦労します。この場合，相手の考えを否定するのでなく，意外な見方なので驚いたり，理解できなくて困ったり恐縮したりしていることを率直に伝えながら，素朴な疑問を投げ返して，具体的な説明を求めるという方針で，道が開けることがあります。

　また，自分自身が怒りや不信など他罰的な感情に包まれていることに気づかないままでいると，自己一致によって相手をたしなめるつもりで，相手を圧倒したり物別れになったりしてしまう場合があり，教養のある人は自分の偏りを知っているという哲学者の言葉は核心を突いているとつくづく思います。心理学的にいえば，怒りや不信に浸っていると相手の弱点に対する批判精神は鋭くなる半面，視野が狭まって相手の強みや止むを得ない事情は見えにくくなることを知っておくと，冷静さと客観性を取り戻しやすくなります。また，異和感の対自化をそのような態度をとれるような自己訓練のための方法として使うこともできそうです。

　いままでと少し切り口を変えながら，自己一致，異和感の対自化，感情活用に向けた学習の支援に取り組み始めたところですが，近隣の高校生，中学生にも問題を投げかけてみようかと考えているところなので，追々報告させていただきます。

Book of the month
書籍紹介

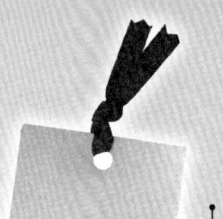

研修医・コメディカルのための
精神疾患の薬物療法講義
功刀 浩 編著　金剛出版　定価（本体3,600円+税）　2013

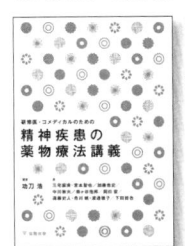

名精神科医がやさしくしっかり教える精神科医療従事者必携の精神科治療薬パーフェクトガイド！（帯より）

僕は四つの精神障害
強迫性障害，性同一性障害，うつ病，発達障害と共に生きて
津野 恵 著　星和書店　定価（1,200円+税）　2013

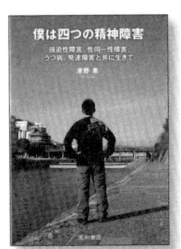

本書は，思春期発症の強迫性障害が巻き込み型になってゆき，母親を完全に従属下に置く経過が手に取るように分かる貴重な体験記である。巻き込まれた母親が語る「母のひとりごと」も必見。（帯より）

人はなぜ依存症になるのか
自己治療としてのアディクション
エドワード・J・カンツィアン　マーク・J・アルバニーズ 著／松本俊彦 訳
星和書店　定価（本体2,400円+税）　2013

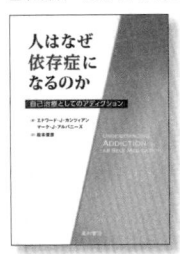

依存症患者の生活から単にアルコールや薬物といった「モノ」を除去し，管理することだけが依存症治療ではない。痛みを抱えた一人の人間の支援，すなわち「ヒト」の支援でなくてはならない。（帯より）

思春期・青年期版
アンガーコントロールトレーニング
怒りを上手に抑えるためのワークブック
安保寛明 監修／野津春枝 著
星和書店　定価（本体1,200円+税）　2013

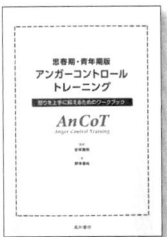

本書は，豊富なイラストや平易なことばで描かれた，怒りの感情を抑制するためのプログラムです。このワークブックをあなた自身の手で完成させてください。怒りを制御し，自分の未来を輝くものに変化させてください。（帯より）

統合失調症の人が知っておくべきこと
突然死から自分を守る
NPO法人コンボ 編　NPO法人地域精神保健福祉機構・コンボ
定価（1,200円+税）　2013

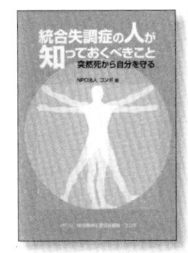

本書で伝えたいメッセージは非常に明快です。統合失調症という病気のことだけでなく，自分自身の身体の健康全体に気を配っていただきたいこと。そして対処の方法を知っていれば突然死を予防することができる，ということです。（「まえがき」より）

心理測定を活かした看護研究
横山和仁　青木きよ子 編著
金子書房　定価（本体2,800円+税）　2013

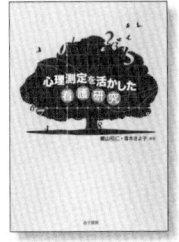

看護領域の研究でよく用いられる心理測定に，テストの理論，代表的な測定法，疫学研究のデザインと進め方，データ解析法，論文の書き方と学会のプレゼンテーション，研究の実例などを紹介。（帯より）

看護ポケットマニュアル
精神科
山川百合子　栗原加代 編著
医学出版社　定価（本体1,400円+税）　2013

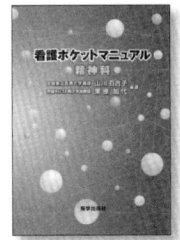

本書では，疾患を理解するための病気への理解，検査，治療と看護を関連づけ，かつ社会復帰を支える訪問看護までのポイントを簡略にまとめています。（「はじめに」より）

シリーズ生命倫理学 第9巻
精神科医療
シリーズ生命倫理学編集委員会 編／粟屋 剛 編集代表
丸善出版　定価（本体5,800円+税）　2013

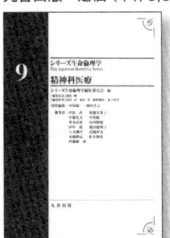

日本では精神科医療の法的整備は図られてきたが，学会組織による倫理綱領やガイドラインづくりに向けた活動，精神医学教育・研修への組み込みは立ち遅れている。本書が関心喚起の起爆剤となることを期待している。（「緒言」より）

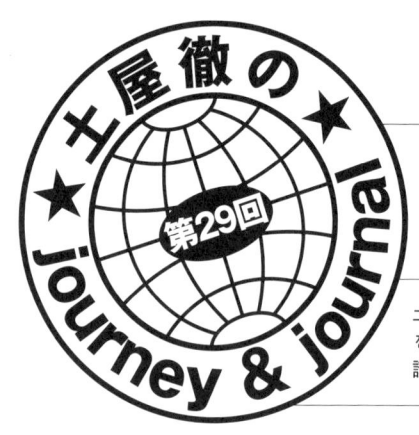

土屋徹の journey & journal 第29回

自分たちのスキルアップにSSTを使ってみよう

土屋徹, office 夢風舎 舎長　その他, クリニックに勤務しながらフリーランスとして全国を飛びまわり, 精神保健福祉関連の研修を行う土屋さんが〈個人的に肌で感じた〉, 看護師さんが知っておいて損はない精神保健医療の動向とニーズを紹介します。

クレーム対応にSST？

　先日, 関東にある精神医療センターにお仕事に呼ばれました。対象はエキスパートナース。そしてご依頼の内容は『クレーム対応をSSTで』ということだったのですが, エキスパートナースを対象に, 土屋がそんなクレーム対応なんて難しいことができるのだろうか？　と思いました。基本的には, お仕事の依頼は日程と時間が合えばお受けするようにしているので, そのときも「わかりました。じゃあ, ○○日の○○時で」と軽く答えてしまったのですが, 研修の日が近づいてくると「あ～, どんなふうに展開していこうかな。とりあえず, スタッフを対象としたSSTという感じでやればいいか」と単純に考えるようにしました。

　その日は朝からクリニックでお仕事をして, そのまま会場へと向かいました。研修会場に入ると白衣を着たスタッフが多数。ちょいと緊張する一瞬です。時間は2時間と決まっていたので, まずは自己紹介をしてから, すぐに事例に取りかかりました。今回は2事例ということでそれぞれロールプレイを使いながら自分たちの対応を振り返り, そのときにどのような対応がよかったのかを検討していきました。

　1つの事例は, 家族からの電話への対応でした。準夜勤のときにご家族から患者さんのことで電話がかかってきた際に, 先方が怒り出してしまったので, そのときの対応を上げてもらいました。もう1つは, 病棟で勘繰り・被害的なとらえ方をしてしまう患者さんとやりとりする場面でした。

　電話対応については, 参加者からアイデアを出してもらい, 事例提供者に自分なりによい対応を選んでもらって練習をするというパターン。一方の病棟でのやりとりについては, 参加者をいくつかのグループに分けて, それぞれのグループで対応の仕方を考えてもらい, 実際にグループごとに事例提供者の前で演じてもらい, 最後に事例提供者に自分なりの対応をもう一度考えてもらうというやり方で行いました。詳細は割愛させていただきますが, 2つの事例に対して, 文字だけの情報を伝えて考えていくのではなく, ロールプレイを用いながら検討していくということ, また視覚的に感じてもらうことで, よりリアルな対応の仕方をみんなで考えられたと思います。

　クレーム対応というテーマでしたが, いろいろ考えてみると, クレームという枠組みで最初から考えていると, ご家族や患者さんが私たちに対して何か悪いことをしていて, そしてそのことに対処していかなければならないというように考えてしまいがちです。たしかに, 2事例ともクレームというテーマで行いましたが, いずれも「日々の看護の振り返りと, 自分たちの対応を考えていく」というテーマでとらえても

いいのかなと思いました。でも，このように業務時間外に自分たちの日々の対応を考え学びを深めるということを行っていること自体，すばらしいことだと思います。ほんと，看護師さんは勉強熱心ですよね。

　今回はクレーム対応にSSTをということで行いましたが，私たちが患者さんとのやりとりを再確認したり，新たな方向性を見つけていくためにSSTを用いることをお勧めします。私は15年以上前に，ある大学病院の病棟カンファレンスにスーパーバイザーとして呼ばれたときから，カンファレンスにSSTを，ということを行っています。普段は言葉や文字だけを用いてカンファレンスを行っていたので，最初はスタッフも戸惑いを見せていましたが，ロールプレイにも徐々に慣れてみんなで取り組んでいけるようになっていきました。そのときの経験を活かして，学生のカンファレンス・ACTでも多職種で行うカンファレンスでのやり方をつくったり，地域の事例検討会では参加者みんなで事例を検討する形でSSTを用いたりしました。

主役は自分です

　私はSSTの研修を行うときに，参加者自身が自分自身のことをテーマに練習するという形式をとることがあります。もちろんテーマは家庭のこと，友人関係などもありますが，意外に多いのが患者さんとのやりとりなのです。例として，「患者さんから住所や連絡先を教えてほしいと言われたときに，上手に対応できるようになりたい」「夜間に睡眠薬がほしいと執拗に言われたときの対応」「お薬を飲みたくないと言われたときの対応」というようなテーマがあげられます。しかし，こうした場合に特徴的なのが「患者さんが変化すればいい」という視点をもってしまうことです。自分自身の練習なのに，患者さんが変わればいいとか，患者さんの○○が問題であるというように，自分が主役ではなく患者さんを主役にしてしまうことが多いのです。そのようなときには，「患者さんの行動や言動を変化させるには，自分自身がどのようにしていくのかを考えて練習しましょう」と伝えるのですが，なかなか「自分モード」にならないことが多いかもしれません。このことがいいか悪いかは別として，もっともっと，自分たちがどのように対象者とかかわるのかというふうに考えていけるといいなと思います。「患者さんがお風呂に入らない」ではなく，「患者さんがお風呂に入らないので，上手に促せるように練習したい」というようになるといいですよね。

★

　ぜひ，みなさんも日々の看護の振り返りや，患者さんとの対応についてSSTを用いながら検討していきませんか？　そうそう，看護師さんがいちばん練習したいことは「休暇をとりたいので，師長さんへお願いできるようになりたい」でした（笑）みんなお休みとるにも苦労しているのですね。

ブログ，よろしかったら見てください→
「つっち〜のお部屋　私のつぶやき」
http://tuchi-t.cocolog-nifty.com/

坂田三允の漂いエッセイ——89

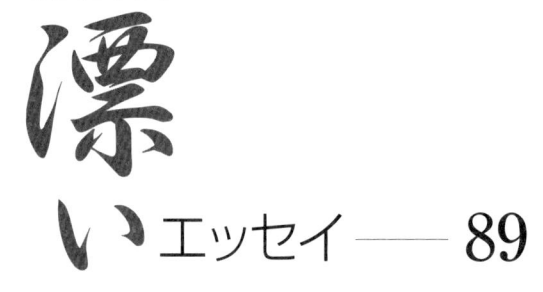

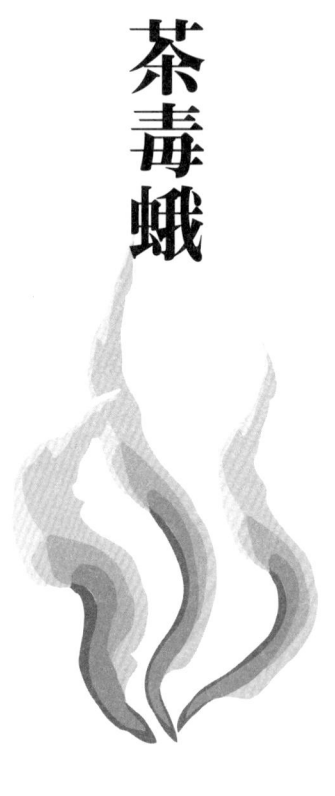

恐るべし！茶毒蛾

先週の水曜日。というのは6月19日のことだが，お昼過ぎに外出から帰り，玄関に入ろうとしたとき，アシナガバチが1匹飛んでいるのが見えた。アシナガバチがいたからといって大騒ぎするほどのことはないのだが，実は昨年，わが家にはアシナガバチの大群が押し寄せたのだ。郵便ポストやら，壊れたまま放置してあった雨樋の中，雨戸の戸袋など，いたるところに巣を作り，玄関はもとより裏口からの出入りを含めて庭に出られず，大変なことになっていた。

真夏のとても暑い日，裏口から外に出たいちばん下の孫が刺された。それまでも，娘たちはハチ退治を主張していた。早くなんとかしてほしいとわが夫に訴えていたのだが，"変人"はそんな願いを簡単に聞き入れてくれるはずがない。「アシナガバチは何も悪さをしない。動かなければ，つまりハチを恐れさせなければハチは決して刺さない。彼らにも生きる権利があり，人間が自分の都合で彼らを駆除するなどダメに決まっている」と滔々と述べ，まったく相手にされなかったのだ。

しかし，わが子が刺されたという出来事は娘の心を強く動かし，「自分たちでやるしかない！皆殺し！！」と吼えた。ちょうど，下の娘も孫娘も夫を連れてきていたのだが，彼女たちも「全部駆除するしかないよ」と主張した。おもしろいことに，一方の男性群は「全部じゃなくても出入り口に近いところの巣だけ減らせばいいんじゃないか」とぼそぼそと呟いていた。女を捨てて久しい私は，どちらかといえば「出入り口」派であったが，スイッチが入った娘を止めるエネルギーはなく，彼女の命令に従ってみなが動かされることになった。

長距離でも拡散せずに飛ぶという殺虫剤を買いに行かされたのは下の娘夫婦。柔道着を着込んで殺虫剤を撒いたのは高3の孫。皆殺しにはできなかったけれど，ハチたちはずいぶんとダメージを受けたはずだ。その後，冬になって巣を作りそうなところをきれいに片づけた結果，今年はハチの姿を見かけることがなかった。だから，玄関先で見かけたとき「あれっ？」と思った

坂田三允
さかた みよし
多摩あおば病院看護部長（東京都東村山市）

Miyoshi SAKATA
TADAYOI ESSAY

のだ。

　それから1〜2時間が経過して，肘関節のあたりが痒くなった。虫にでも刺されたのかと思い，ポリポリと掻きながら探したが何も見つからない。なんだろうと思いつつ，痛み止めを塗りこんだ。異変が起こったのは次の日の朝である。右前腕から肩，全胸部など，に小さな発疹が広がっていた。痒みも半端ではない。ポリポリ掻いたり痒み止めを塗ったりアイスノンで冷やしたり叩いたりしながら職場へ。勤務先の副部長は一般科の経験も豊かな力強いパートナーである。「これなんだと思う？」「多分，毛虫ですよ。梅雨時ですから」「毛虫なんて触っていないけど」……。毛虫といえば，私は「シナンタロウ」（正式には「イラガ」の幼虫）しか知らない。で，シナンタロウは刺されるとものすごく痛いからすぐにわかるのだが，昨日は毛虫など見もしなかったなぁと思っている私なのだった。

　しかし，痒みはどんどんひどくなり，小さかった発疹はいつの間にか集まって真っ赤な膨疹になっている。毛虫であろうと，なんであろうと痒みが治まってくれなければ，身体はもとより，頭がまるっきり働かない。仕方がないので皮膚科を受診した。

　医師はちらっと私の腕を見るなり「チャドクガですね」と言った。「へ？　チャドクガですか？」「そうです。いま大量発生しているそうですよ」「はあ」「お薬出しますから，痒いところにたくさんつけてください。どんどんつけていいですよ」「はあ」「何かつけましたか？」「はい，痒み止めを」「悪くはないですけど，擦り込むとそのときに毛虫の毛が体の中に入っていくらしいです。だから，着いたなと思ったときにはガムテープでその部分を押さえるようにするといいらしいですよ。毒素が回らなくて」「へぇ〜」とは答えたものの，いつ触ったかさえわかっていないのにガムテープねえ？　そりゃ無理だわ，痒くなったら医者に行くしかないとも思った。

　家に帰ってから調べた。なんと「チャドクガ」とは，「茶毒蛾」と書く。お茶の葉，椿の葉，山茶花の葉にしかつかないらしい。卵から成虫まで，さらに死んでからも毒針毛は残り，風に吹かれて飛び回りヒトにくっつき，触れてから2〜3時間して赤く腫れ上がり痒くなる。毛そのものに毒があり，しかもその毛は非常にもろく折れやすいため，痒みを感じて掻き毟ることで知らぬ間に断片が細分化・伝播し，腕全体や体の広範囲に発疹が生じる場合が多い。予防も困難なのだそうだ。人によるが，半年くらい痒みが続く人もいるとあって，がっくりした。

　しかしというかしかもというか，彼らの天敵はなんと「ハチ」なのだという。昨年の騒動が思い出された。う〜む。やっぱり皆殺しはダメなんだよと思っていたら，皆殺しを叫んでいた娘が私の腫れ上がった腕を見て言った。「生態系は壊しちゃいけないんだね。ハチも大事だ」。そうだよ。それがわかっただけでも今回の騒動は苦しんだだけの（？）価値はあったのかな。ちなみに，痒みのせいでよく眠れない1週間ではあったが，毒素は私の体から抜けていきつつある。

本との話

長澤清隆 ながさわ きよたか
帝京大学医学部附属病院メンタルヘルス科
看護師（東京都板橋区）

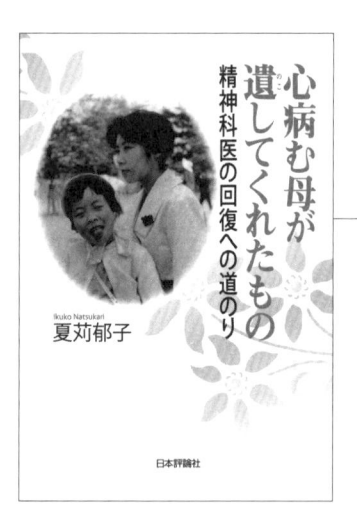

心病む母が遺してくれたもの
精神科医の回復への道のり

夏苅郁子 著
日本評論社　定価（本体1,300円+税）　2012

魂の自伝

近年，がん，脳卒中，急性心筋梗塞，糖尿病と並び精神疾患が5大疾患と位置づけられたことは周知の事実である。また，自殺者が毎年3万人を超え，その多くは精神疾患を罹患していたことがわかってきている。そのことからも人々の精神疾患に対する関心が高まってきたように感じられる。

精神障害とはどのような病気であるのかということは，あらゆるメディアを通して，一般の人々にも理解されつつある。しかしその一方で，「精神疾患を抱えながら生きる」とはどのような体験なのか，患者本人はもとより当事者である家族はどのような困難に直面し，それをいかに克服し，あるいは向きあって生きているのかについての理解は，いまだあまり進んでいない現状にあると思う。

本書には，統合失調症という疾患をもつ母親との生活の中で，数多の困難や葛藤を抱えながらも，精神科医として，人間としてたくましく成長していく著者の姿が綴られている。精神障がい者の家族としての赤裸々な実体験であり，魂の自伝である。

嫌悪と罪悪感のはざまで

著者は現在50代の女性精神科医である。母親はもともと手先が器用で，洋服を手作りしてくれるような優しく自慢の母親だった。しかし，著者が10歳のころ，母は急に夜眠らなくなり，些細なことでいきなり怒り出したり，近所付きあいを極端に嫌って一切外に出なくなった。もともと大人しかった母が，父に対して怒鳴り声をあげ，そのことに怒り出した父が反対に母を殴るような毎日が続く。著者は後になって知るのだが，父の浮気や借金問題，あるいは住み慣れた土地からの転居など，多くのストレスが母を追い詰め，ついに統合失調症を発症させたのである。そのころの著者の思い出は，「家が寒かった」ことと「灰色の空」だけであったという。

著者は，精神疾患を抱える母に対する嫌悪感を強く感じていたのだが，同時にそんな気持ちを抱いてしまう自分自身に対して罪悪感を抱いてしまう。精神疾患を抱える家族が，とりわけ子どもが感じやすい心の特徴である。そして，閉鎖された「家族」の中で，誰にも相談できずに成人していく。私たち医療者は多くの家族と出会い，それぞれの苦悩に接しているが，深く大きな傷を受けた子どもの心に接する機会は少ない。著者の心の葛藤は，私にとっても衝撃的なものであった。

過去と他人は変えられない

著者は，死にもの狂いで勉強し，国立大学の医学部に入学した。しかし医学生になってからも，依然心の葛藤を抱え，「自殺未遂」をくり返すようになる。

そんなある日，父と離婚して実家に帰った母と再会することになる。10年間断絶状態だった母との面会。母は小さかったころの著

BOOK REVIEW

者に接するかのように気遣い，著者は「母にとって私は子どものままなんだな……」としみじみ感じる。嫌悪感，そして罪悪感をぬぐいきれなかった著者が，そのことをきっかけに変化していく。また同時に，統合失調症という病気に対する考え方も少しずつ変化するようになっていく。その体験から「過去を変える事はできないけれど，考え方を変えれば運命は変わる」との実感をもって考えることができたと著者は言う。

私も看護師として，当事者家族と接することが多い。その際，たとえば面会に来ない，治療に積極的に参加されないなど，何かと家族の問題に目が向きがちである。しかし，家族の問題を変えようと考えて接することで，失敗することも多い。家族との関係をこじらせてしまい，変化とは程遠い結果を生んでしまう。本書を読み進めていくうちに，当事者家族には，抱えきれないほどの不安や苦悩，乗り越えなければならない問題が山積みしていることをあらためて知り，私自身，家族を変えようと考えるのではなく，体験者としての家族を理解することから始めることの必要性を強く感じていった。著者が言うように，相手の問題や過去のさまざまな感情を変えることはできない。しかし，私自身の考え方を変える，すなわち相手への見方を変化させることができれば，結果的に相手の行動も変化していくということを体験的に知ってもいる。

他人は変えられない。変えられるのは自分の考え方である，ということをケアを行う看護師は肝に命じておく必要があると感じる。

家族の回復を支えるもの

著者は，子どものころからのつらい体験や，母が統合失調症であることを心のうちに封印して生きてきた。しかし漫画家の中村ユキさんの漫画『我が家の母はビョーキです』（サンマーク出版）に出会い，「公表する」という病気との向きあい方について考えるようになる。

その後，著者はみずからの思いの封印を解き，自身の体験を公表・語ることを決める。その結果，同じ体験をもつ人々とのつながりを得るのである。体験によってつながれた人々と思いを共有できることで，自分自身が治療されていくことを感じ，人が変わったように明るく，自信に満ちた自分を手に入れることができたと著者は言う。

◆

患者と家族は影響を与えあっている。患者の中には「必ず」家族の存在がある。その家族にも，もちろんさまざまな感情があり，もつれてしまえば一筋縄ではいかないのは当然である。つらい思いを抱え日々を過ごしてきた家族は，同じ体験をもつ当事者同士の関係の中で回復していくほかないのかもしれない。

しかし，私たち看護師は患者に目を向けつつ，家族の存在やその価値観，そして感情を無視してすますことはできない。家族がどのような気持ちを抱きながら，患者や病気と向きあっているのかを知ることは，看護師の役割のうえでもやはり重要に違いない。そのことをあらためて考えさせられる1冊であった。

"いい"かげんな看護 ⑥

"ゆず" と "さくらんぼ"

中村大祐 なかむら だいすけ
独立型訪問看護ステーション
看護師
中部地方在住

> ○月×日
>
> 　母親と娘の間で喧嘩やトラブルが絶えず，包丁を振り回したり，感情のままに大量服薬をくり返したり，警察介入になることが多い親子への訪問。母親は40代，娘は17歳。親子とも感情コントロールが不良で衝動的な行為に及びやすく，親子で足の引っ張りあいをつづけている。母親は娘の言動にいちいち難癖をつけ，娘は母親の自分を追い込むような言動に爆発をくり返す。まさに悪循環だ。
>
> 　娘はビーズアクセサリーを作るのが得意で，その作品は売り物にしてもおかしくないほどの出来栄え。私はかねてからほしいと思っていた "ゆず" と "さくらんぼ" の携帯ストラップの製作をお願いしてみた。娘は「え～めんどうじゃん」と言いつつもうれしそうな表情をしているのを見逃さなかった。
>
> 　次の訪問時に見せてくれた完成品の出来栄えはあまりに上手で，うれしくなった私は製作の代金として1,000円を手渡した。彼女は「え～そんなのもらえないよ～」と言いつつも「やった！　うれしい！」と，あどけなさの残る17歳の女の子らしいかわいい笑顔をつくった。

届かない想い

　役所の子ども相談センターの担当者より，とある親子への訪問看護の依頼が入る。母親はイライラが非常に強く，感情を抑えるために大量服薬をしてしまう。一方で娘は爆発的な衝動行為と大量服薬をくり返すとのことだった。

　ものすごく厳格な両親に育てられ，すべてを否定されて育ってきた母親。両親の仲のよい姿，また母親から愛情を受けた記憶もなく，理屈で押し込められてきた記憶しかないという。そんな彼女は早く家を出たいという理由から，支配的な男性と若くして結婚。3人の娘を出産した。しかしその後，旦那のDVに苦しみ早々に離婚。介護福祉士として働くが職場の人間関係に不適応を起こし退職。そんな生育歴をもっているためか，「子どもの育て方がわからない」「愛し方なんてわからない」と話す。

一方，そうした母親に育てられた娘もまた，いつも母親から否定され，屁理屈で抑え込まれてきたために自分の存在価値がわからずにいた。「私なんていらない子なんだ……」と思い，感情のコントロールが効かず爆発的な衝動行為をくり返してしまう。当然，自己像は否定的なものしかなく，自己肯定感もまったくない。娘は娘なりに母親に自分の思いを伝えようとするが，母親はそのすべてに対して自分を正当化し，屁理屈をもって反論してしまう。結局，娘の想いを否定し言いくるめようとしてしまうのだった。娘の気持ち，感情はいつも理不尽なかたちで否定されてしまい，欲求が満たされることはなかった。

　言いあいになると必ず母親は自分が優位に立たなければ気がすまず，論理が破たんしていようとも屁理屈をこねつづけ，みずからを正当化しようとしてしまう。実際に訪問した際にも，娘の前で悪口ともとれる内容を事細かに話し，娘を理屈（？）で封じ込めたことを武勇伝のように語る。母親もその生育歴から否定的な自己像しかなく，自己肯定感が著しく低いために常に自分が優位に立たなければならないという心理的背景からか，娘の言動にイライラしつつも，言い込められる娘の姿に優越を感じている。娘の言動の1つ1つが気に食わなくて仕方がない，といった様子だ。自分のことは棚に上げ，「社会というところはそんなことではうまくいかないのよ。あたなみたいな甘ちゃんでは社会に出れないんだから。社会は厳しいのよ！」などと追い込みをかけるのだった。娘はうつむき加減に聞き，時には涙を浮かべる場面もあった。

束の間の楽しみ

　そんな彼女が笑顔を見せる瞬間がある。得意のビーズアクセサリーを披露するときだ。彼女はビーズアクセサリーを作っているときがいちばん楽しく，熱中できるのだと話す。作品のストックは実に多く，「これ，見て見て！」とうれしそうに見せてくる。

　現にどの作品も，ショップに並びそれなりの値段をつけられていてもまったく違和感がないほどの出来栄えだった。ビーズや工具，材料も豊富に取り揃えている。彼女のビーズアクセサリーへの思い入れが伺える。しかし母親はといえば，娘にとって自分が認められ束の間の楽しみを与えてくれるアクセサリーづくりさえも，「そんなことしても将来の役に立たないじゃないの！　そんなことでは生活できないんだから！　売り物にするなら腕がイマイチだわ！」などと否定するのだった。

　私が作品の出来栄えや材料の豊富さに心奪われ，「これ超かわいい〜」「これ超うまい！　すごい！」と一心に褒めたり驚いたりしていると，彼女の表情はとてもかわいらしい17歳の女の子へと変わっていくのだった。自分を認められること，自分がしたことで褒められること，自分を見てもらえることに心底飢えているのがわかる。

　しだいに彼女は訪問看護を楽しみにしてくれるようになり，毎回自分の新作を披露してくれるようになった。訪問ごとに作品を褒めてくれる私のことも好んでくれているようだった。また同時に，娘が落ち着いてきたためか，母親の娘に対する否定的な行動も少なくなってきた。それはそうだ。落ち着きをみせはじめた娘には，追い込むための口実を見出しにくいのだから。

"いい"かげんな看護

"ゆず"と"さくらんぼ"

　ある日，作品の出来栄えに感心していた私は，かねてからほしいと思っていたビーズの携帯ストラップを作ってくれないかとお願いしてみた。娘は少しはにかんだ表情を見せ，またいじわるそうな口調で「え～めんどくさいじゃん」などと言ってみせる。しかしその実，うれしそうな表情を浮かべたことを私は見逃さなかった。自分に役割が与えられたこと，自分が好きな，得意なことが認められたことに喜びを感じていたのだろう。私は迷わず「"ゆず"と"さくらんぼ"の携帯ストラップ作ってほしい」とお願いした。私の大好きな歌手のイメージキャラクターなのである。その話をしている間，私の顔はほころんでいただろうし，彼女の表情もとてもうれしそうであった。

　後日，「見て見て！　できたよ！」と彼女は完成品をうれしそうに見せてくれた。その出来栄えはやはり素晴らしい。私は彼女に役割を与えられたことの喜びや楽しさを感じてほしかった。また，がんばった者は必ず成果を得ることも知ってほしかった。私はさっそくストラップを携帯につけると代金として1,000円を支払った。「え～そんなの受け取れないよ～！　いいよ～」と受け取ろうとはしなかったが，私は「このさくらんぼ，超かわいい！　超上手！　ショップに並んでてもおかしくないくらい上手！　僕のために作ってくれた気持ちがすごくうれしいからこのお金は受け取って」と伝えると，彼女は「すごくうれしい」と満面の笑みを浮かべた。17歳の女の子らしいかわいい笑顔だった。

　訪問後，駐車場まで歩きながら何度も携帯ストラップの"ゆず"と"さくらんぼ"を眺めた。その出来栄えと彼女の満面の笑顔に，またも顔がほころぶのであった。

"いい"かげんのコンキョ

　お金が発生すると当然そこにはトラブルが付きまといます。訪問看護師と利用者という関係において，いくら依頼したものを作ってもらったからといって，それで商売をしているわけではない人にお金を支払うことには慎重であるべきでしょう。

　もちろん，代金を支払わなくとも心からのお礼だけで充分に気持ちは満たされるという意見もあると思います。しかし，私は彼女との関係性のなかで，「否定ばかりしない大人もいる」ということを知ってほしいと思っています。心からのお礼の言葉にも満足感を満たす十分な力はありますが，自己肯定感が著しく低い人には「わかりやすい快」がなければ"染み入るような満たされ感"が得られないと，私は長年の経験から感じているところです。もちろん，それは彼女との関係性を考慮したうえでのことですが。

　この親子関係では，母親の人格的問題，また生育歴に関連した心の成長発達に問題があることは明らかですが，そこに焦点をあてても仕方がありません。過去は変えられないからです。どれほど願っても過去には2度と戻ることができません。われわれ医療職者は問題思考型の意識を植えつけられており，問題点を探すのは非常に得意です。医療はそもそも問題がなければ援助することもない。問題が発生しているからこそ医療にかかる，ということを考えれば「問題思考型」になる理由もわからなくはありません。

　しかし，みなさんはどうでしょう。問題点ばかりを見つけられ，その改善ばかりに焦点があてられ指導などされたら，私なら，「自分はダメなんだ……」と自分を否定してしまいそうになります。いや，現実に否定するでしょう。「問題を解決する」ということは普通のことのように思うかもしれませんが，問題点は「ダメ」だから「問題」として扱われるのです。つまり，問題思考型は「ダメ」なところを浮きぼりにさせる方法でもあります。それでなくても否定的な自己像しかもてていない彼女達に，さらに問題を提示してどうなるのでしょう。

　この親子の問題点は明らかです。母親が母親としての役割を果たしていないことが問題を大きくしています。母親が変化すれば娘も落ち着いてくるのは想像に難くありません。しかし，同時にそれは至難の業でもあります。娘の言動・行動にいちいち難癖をつけたがる母親のためにも，娘が安定し，娘が自分の人生を歩いて行けるようにサポートすることがこの親子の関係を柔和にしていく唯一の手がかりになると私は考えていました。だからこそ，娘に「褒められる」「認められる」という「快」の体験を通し，自己の肯定感を取り戻してもらいたいと願い，それを言葉だけでなく「わかりやすい快」としての「報酬」というかたちで表現したのでした。

　金銭が絡むことには相当な抵抗感もあり慎重さも必要と思われますが，これが私の考える「いいかげんな看護」の1つでもあります。

精神科看護 グラビアページの取材協力のお願い

雑誌『精神科看護』では1998年6月号（通巻69号）より、「クローズアップ」と題して全国の精神科病院・施設を取材してきました。「その場所で行われているかかわりは患者・利用者の表情にあらわれる」というコンセプトのもと、患者・利用者さんの豊かな表情を広く読者に伝えるとともに、患者・利用者さんとかかわる医療者の姿、そして病院・施設が果たしてきた役割やその実践に焦点を当てた取材を続けています。みなさまの病院・施設の活気ある姿、また日々奮闘するケアの実践・現場を、この機会にぜひ紹介されてみてはいかがでしょうか？

01 ご応募いただいたら

まず取材日程の調整と並行し、病院・施設のどのような点をクローズアップするかを打ち合わせさせていただきます。そのうえで正式な依頼状（公文書）をお送りいたします。

02 取材当日は

担当編集者と写真家の大西暢夫氏がお伺いします。基本的には事前のスケジュールに沿って取材を進めさせていただきます。取材は概ね2日間となります。事前に許可をいただいている場合でも、患者・利用者さんとお話し・撮影させていただく際には必ずご本人から許可を得て行います。

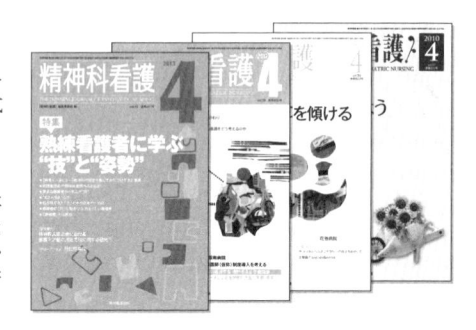

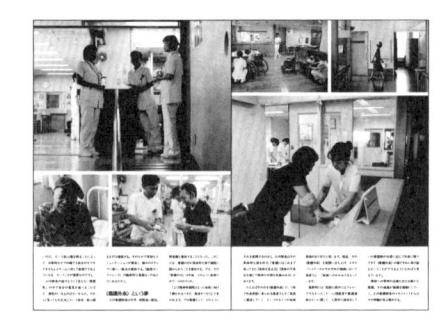

03 写真の確認は

当日撮影した写真のカラーコピーをお送りします。掲載可能なお写真を選択いただき、ご指示ください（一度目の確認）。その後、編集部で使用可能な写真から数点をピックアップし、誌面レイアウトを作成します。このレイアウトの段階でも再度写真掲載が可能か確認させていただきます（二度目の確認）。

04 できあがった雑誌は

5冊謹呈いたします。またグラビアページのみを冊子体としたもの（抜き刷り）も希望部数分が作成可能ですので、ご要望があれば担当編集者にお申し付けください（抜き刷りは有料となります）。

写真家紹介

大西暢夫（おおにし のぶお）

1968年、東京生まれ、岐阜で育つ。東京綜合写真専門学校卒業後、写真家本橋誠一氏に師事。2001年より雑誌『精神科看護』のグラビア撮影を始める。2004年、写真絵本として発表された『ひとりひとりの人 僕が撮った精神科病棟：大西暢夫 文・写真』も、各方面から高い評価をいただいています。

2010年に刊行された写真絵本『ぶた にく（幻冬舎）』では第58回産経児童出版文化賞と第59回小学館児童出版文化賞をW受賞。

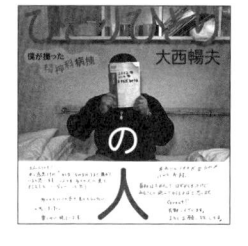

※データ化された写真は信頼性の高いセキュリティのもとでサーバーに保管されます。また、データの社外への流出を避けるため、データの移動の際にはインターネットを使用せず、必ず保存用デバイスでやりとりを行う社内規定を設けています。こうした高いセキュリティ管理に関しては、社外関係企業にも同様に要請しています。

お申込みおよびお問い合わせ

(株)精神看護出版編集部（担当：霜田）

〒140-0001　東京都品川区北品川1-13-10　ストークビル北品川5階
Tel:03-5715-3545　fax:03-5715-3546　E-mail:shimoda@seishinkango.co.jp

精神科看護
THE JAPANESE JOURNAL OF PSYCHIATRIC NURSING

2013 / 9

NEXT ISSUE
2013年8月20日発売
次号予告

特集 **参加してみよう**
――精神障害の啓発活動

【座談会】
社会に向けて，私たち精神科看護師が伝えられること
看護の行う啓発活動――こころの健康出前講座を通じて
学校を基盤とした啓発活動
精神障害へのスティグマは軽減したのだろうか

Editing Post Script

◆このご時世にSNSの類を一切やっていないため周囲から化石扱いされています。「いちいちメール開くのもめんどくさいからせめてLINEはやってくれ」と半ば叱られつつ勧められるも，そんなわずかな動作すら惜しまれる自分って一体……。人と人がつながりやすくなることの効用もわからなくはないのですが，逆にその「つながりにくさ」こそ，関心や理解の源泉なのではとぼんやり考えたりします。というわけで，ぬらりくらりと勧めを流しつづけているわけですが，これはまったく次元の違う話なのでしょうか。　　　　（M）

◆山の上に家があるので，いろいろな虫が出ます。それで，出ました。「試験管を掃除する細長いたわし的なやつ」という異名をもつ（いま名付けた）ゲジゲジ，本名ゲジ，通称「試験管を掃除する（略）」。一通りパニックになった後で，心をもち直して「よし写メ撮ろう」とスマホを取りにいって戻ると，いない。ゲジいない。こうなるともうだめで，家じゅうのすべての死角にゲジが潜んでいるように思えて，おちおち湯浴みもできない。夜も眠れない。朝も起きられない（怠惰）。そんな話を聞かされた隣家のじいさまは「ゲジは益虫なんだから邪険にするなよ。人噛むけど」と言う。「噛む」？　　　（S）

Staff

◆編集委員
遠藤　太（帝京大学医療技術学部）
榊　明彦（医療法人社団翠会成増厚生病院）
坂田三允（医療法人社団新新会多摩あおば病院）
鷹野朋実（日本赤十字看護大学）

◆編集協力
南迫裕子（公益財団法人神経研究所附属晴和病院）

◆EDITOR
霜田　薫／鈴木基弘

◆SALES MANAGER
齋藤　翼

◆DESIGNER
田中律子／浅井　健

◆ILLUSTRATOR
BIKKE

◆発行所
（株）精神看護出版
〒140-0001　東京都品川区北品川1-13-10
　　　　　　ストークビル北品川5F
TEL.03-5715-3545／FAX.03-5715-3546
http://www.seisinkango.co.jp/
E-mail info@seisinkango.co.jp

◆印刷　山浦印刷株式会社

●本書に掲載された著作物の複製・翻訳・上映・譲渡・公衆送信（データベースへの取込および送信可能化権を含む）に関する許諾権は，小社が保有しています。

精神科看護
2013年8月号　vol.40　No.8　通巻251号
2013年7月20日発行
定価 1,050円（本体価格 1,000円）
ISBN978-4-86294-155-8

※今後の雑誌『精神科看護』の企画・制作の参考にさせていただくため，読者の方からのご意見・感想を小社webサイト（http://www.seisinkango.co.jp/s2_kb251）で募集しております。お答えいただいた方のなかから，**毎月1名様に小社図書または3,000円分の図書カードをプレゼントいたします**（2013年8月号〆切：2013年8月20日）。

定期購読のご案内　月刊『精神科看護』は定期購読をおすすめします（送料はサービス）。購読料は下記の通りですが，雑誌は入金が確認されてからの発送となります。ご希望の方は綴じ込みの振替用紙をご利用ください。

12ヶ月 12,600円／18ヶ月 18,900円／24ヶ月 25,200円

雑誌『精神科看護』広告媒体資料

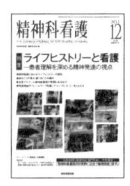

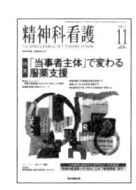

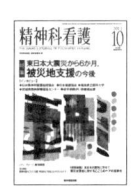

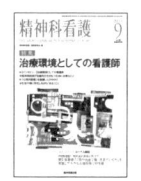

雑誌『精神科看護』は発行より40年余りが経とうとしており、精神保健医療福祉分野で仕事をする看護者に向けた専門誌として広く購読されています。精神保健医療福祉の動向にもとづいた特集、調査報告・研究、精神科看護技術に関する連載、最新の精神医学の解説、関連図書の紹介・書評などを掲載しております。

発行：月間（毎月20日発行／価格1,050円）／発行部数：7,000部
主購読者：主たる購読者：精神科病院（総合病院の中の精神神経科）・保健福祉施設に勤務する看護者、看護師等養成機関で働く教員（看護者）、コメディカル等にご購読いただいております。
判型：B5判／頁数：80～96ページ／表紙：4色／本文：2～1色

広告募集中！

雑誌『精神科看護』では随時、広告の募集を行っております。出稿を検討される方は下記の要項、広告料金をご確認のうえお申込ください。なお、掲載希望号がある場合は申込の際に担当者にお伝えください。

❖ **お申込方法**
　お電話（03-5715-3545）にてお申込ください。
　＊掲載号によってはご希望のサイズに沿えない場合がございます。
❖ **広告申込締め切り**
　発行日の50日前（前々月末日）必着
❖ **広告原稿締め切り**
　発行日の30日前（前月20日）必着
❖ **入稿に関して**
　広告原稿はCD-ROMなどを下記の送付先に送付いただくか、メールで送信して下さい。
❖ **ご請求に関して**
　雑誌刊行後、広告掲載誌とともに請求書を送付いたします。

求人広告料金 [掲載場所：表3対向ページ（最終ページ）／色数：1色]

サイズ	囲み枠（天地mm×左右mm）	本文スペース（天地mm×左右mm）	広告料（税込）
1頁	237×151	227×149.5	84,000円
2/3頁	155×151	145×149.5	63,000円
1/3頁	74×151	64×149.5	36,750円
1/6頁	74×74	58×72	21,000円

広告料金

掲載場所	サイズ	色数	寸法（天地mm×左右mm）	広告料（税込）
表4	1頁	4色	190×155	168,000
表3	1頁	1色	226×155	105,000
表3	1/2頁	1色	110×155	52,500
記事中	1頁	1色	220×146	84,000
記事中	1/2頁	1色	102×146	42,000
記事中	1/4頁	1色	102×68	21,000

送付先　精神看護出版　●〒140-0001　東京都品川区北品川1-13-10　ストークビル北品川5F
●TEL.03-5715-3545　●FAX.03-5715-3546　●E-MAIL.info@seishinkango.co.jp